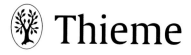

Laufbandtherapie in der motorischen Rehabilitation

Johanna Jasper-Seeländer

77 Abbildungen

Georg Thieme Verlag
Stuttgart · New York

Autorin:
Johanna Jasper-Seeländer
Ägidiusstraße 70
50226 Frechen
www.jasper-seelaender.de

Die Deutsche Bibliothek – CIP-Einheitsaufnahme

Jasper-Seeländer, Johanna:
Laufbandtherapie in der motorischen Rehabilitation / Johanna Jasper-Seeländer. – Stuttgart : Thieme, 2001
ISBN 3-13-127151-5

© 2001 Georg Thieme Verlag
Rüdigerstraße 14
D-70469 Stuttgart
Unsere Homepage: http://www.thieme.de

Printed in Germany

Umschlaggestaltung: Thieme Verlagsgruppe
Satz: primustype Robert Hurler GmbH, Notzingen
gesetzt auf Textline mit HerculesPro

Druck: Stürtz AG, Würzburg

ISBN 3-13-127151-5   1 2 3 4 5 6

Wichtiger Hinweis: Wie jede Wissenschaft ist die Medizin ständigen Entwicklungen unterworfen. Forschung und klinische Erfahrung erweitern unsere Erkenntnisse, insbesondere was Behandlung und medikamentöse Therapie anbelangt. Soweit in diesem Werk eine Dosierung oder eine Applikation erwähnt wird, darf der Leser zwar darauf vertrauen, dass Autoren, Herausgeber und Verlag große Sorgfalt darauf verwandt haben, dass diese Angabe **dem Wissensstand bei Fertigstellung des Werkes** entspricht.

Grußwort

Es ist Freude und Ehre zugleich, ein Vorwort über das erste und äußerst gelungene Buch zur Laufbandtherapie mit partieller Körpergewichtsentlastung gangbeeinträchtigter Patienten zu verfassen. Die Therapie erfuhr einen stürmischen, anfangs kontrovers diskutierten und zuletzt äußerst erfolgreichen Verlauf in den letzten 10 Jahren, so dass ein reich illustriertes Buch für Therapeuten in der Luft lag und sicherlich seine Anerkennung finden wird. Dem Buch anzumerken ist die umfangreiche praktische und theoretische Erfahrung der Autorin, Frau Jasper-Seeländer, die es versteht, das junge Thema praxisrelevant und verständlich darzustellen. Die Darstellung theoretischer Aspekte und relevanter klinischer Arbeiten kommt dabei ebenso wie betriebswirtschaftliche Überlegungen zur Anschaffung und Einsatz der Laufbandtherapie nicht zu kurz. Spannend auch die Erfahrungen der Autorin in Umgang mit den Kostenträgern und ihr Plädoyer für eine angemessene Kostenerstattung. Unseren herzlichsten Glückwunsch!

Was macht die Stärke der Therapie aus, wie entwickelt sie sich und was wird die Zukunft bringen? Die Laufbandtherapie bietet eine unerreichbare Übungsintensität mit bis zu 1000 Schritten/Einheit, womit sie konsequent moderne Überlegungen zum motorischen Lernen umsetzt, die ein aufgabenspezifisch, repetitives Üben favorisieren. Der dazu passende Slogan lautet: „Wer gehen lernen möchte, muss gehen". Neurophysiologisch wird eine Anregung spinaler und supraspinaler Lokomotionszentren diskutiert, wesentliche periphere Reize sind in Analogie zu anerkannten Prinzipien der Gangfazilitation der Hüftextension in der Standbein-phase sowie die adäquate Gewichtsbe- und entlastung in der Stand- res. Spielbeinphase.

Den Anfang bildeten tierexperimentelle Arbeiten kanadischer Kollegen, die für spinalisierte Katzen das Wiedererlernen von gewichtstragenden Schritten mit den Hinterläufen nach einer mehrmonatigen Therapie zeigen konnten. Es folgten erste positive klinische Erfahrungen mit paraparetischen Patienten in Kanada, Deutschland und in der Schweiz. Die meiste Erfahrung und Evidenz liegen inzwischen in der Behandlung hemiparetischer Patienten vor. In mehreren Vergleichsstudien konnten die Patienten im Vergleich zur konventionellen Therapie ihre Gehfähigkeit besser und schneller steigern. Jüngst wurde über die Behandlung von Patienten mit MS, M. Parkinson und Kindern mit Zerebralparese berichtet, Studien mit Patienten mit Gelenkersatz und Z. n. Frakturen stehen kurz vor dem Abschluss.

Es ist keine große Kunst vorherzusagen, dass das Lokomotionstraining einen festen Platz in der Behandlung gehbeeinträchtigter Patienten einnehmen und die Behandlungsoptionen der Therapeuten somit erweitern wird. Um so erfreulicher, dass mit der Autorin Frau Jasper-Seeländer eine in der Laufbandbehandlung erfahrene Therapeutin sich die große Mühe gemacht hat, für ihre Berufskollegen ein sehr verständlich geschriebenes und umfangreich recherchiertes erstes Buch zu schreiben. Wir gratulieren nochmals herzlich und wünschen dem Buch und der Lokomotionstherapie zum Wohle der Patienten alles Gute.

S. Hesse

Vorwort

Als ich begann, mit dem Laufband zu arbeiten, stand ich vor dem Problem, keine Literatur darüber zu finden. Ein Verkäufer, den ich auf der Düsseldorfer Fachmesse „Medica" kennenlernte, schickte mir schließlich freundlicherweise mehrere Studien. So kam ich auf die Idee, in einem Buch für alle Kolleginnen und Kollegen das zusammenzutragen, was für Physiotherapeuten, die mit dem Laufband arbeiten, wichtig ist.

Ich war, als ich die Laufbandtherapie mit Gewichtsentlastung kennen lernte, rasch davon überzeugt, dass diese Therapie sehr segensreich für unsere Patienten sein kann. Nur wie bringe ich diese Therapie ambulant an die Patienten, zumal die Laufbandtherapie nicht im Heilmittelkatalog steht. Das war die Frage. Ich begriff, dass die Laufbandtherapie im eigentlichen Sinn eine sehr effektive Gangschule darstellt. Und die Gangschule steht im Heilmittelkatalog. Allerdings ist es recht teuer, diese Gangschule anzubieten. Das Laufbandgerät ist teuer und die Aufhängungsvorrichtung muss installiert werden. Die meisten der Patienten, die das Training absolvieren, benötigen die Gewichtsentlastung.

In der Zwischenzeit habe ich Erfahrungen gesammelt, die ich zur Optimierung des Laufbandgerätes nutzen möchte. Ich möchte, dass das gesamte Lokomotionssystem preiswerter wird. Außerdem soll es für Räume mit einer Deckenhöhe von nur 2,50 m nutzbar werden. Interessierte Kollegen mögen sich gerne an mich wenden (www.jasper-seelaender.de).

Mit diesem Buch möchte ich, trotz der genannten Hürden, Therapeuten ermutigen, diese Therapieform auch anzubieten. Sie wird in der motorischen Rehabilitation ihren festen Platz finden: bei ambulanten und stationären Patienten.

Für das Entstehen dieses Buches möchte ich mich ganz besonders bei allen Patienten bedanken, die durch ihre Erfahrungsberichte und durch ihre Bereitschaft, sich fotografieren zu lassen, mitgewirkt haben. Ebenso gilt mein Dank meinem Ehemann, meinen Kolleginnen insbesondere Kirsten Weis und Anja Döring; und Frau Haarer-Becker und Frau Albrecht vom Thieme Verlag.

Frechen, September 2001

Johanna Jasper-Seeländer

3 Über das Gehen 47

4 Aufbau einer Laufband-Anlage 59

5 Grundlagen der Laufbandtherapie 67

6 Ziele und Durchführung der Laufbandtherapie 73

7 Eigene Erfahrungen mit den Krankenkassen 81

8 Eigene Erfahrung mit der Laufbandtherapie, Ängste, Schwierigkeiten und positive Erfahrungen der Patienten 87

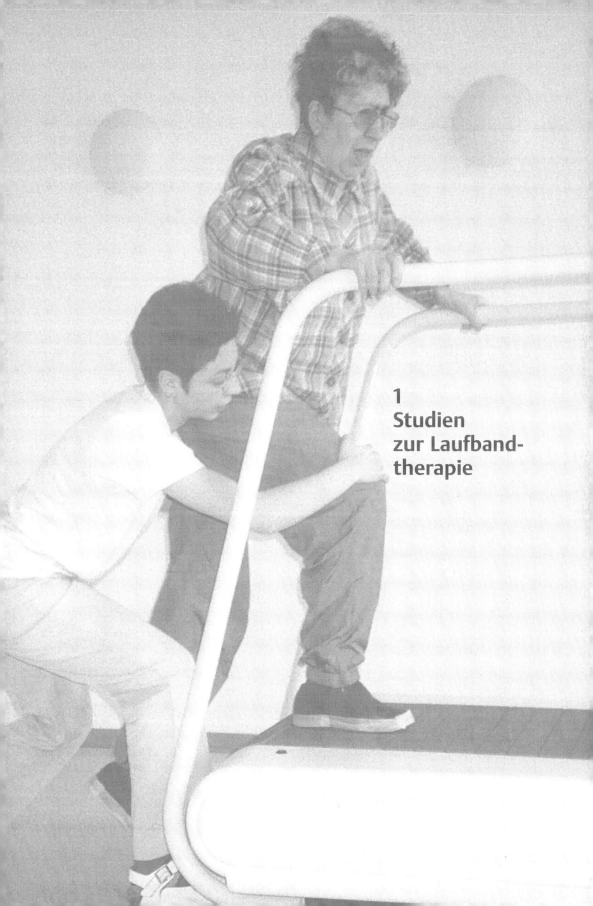

1
**Studien
zur Laufband-
therapie**

1 Studien zur Laufbandtherapie

1.1 Locomotor activity in spinal man

(Bewegungsaktivität mit Hilfe des „SPINAL MAN")

Studie von V. Dietz, G. Colombo, L. Jensen (1994)

Prof. Dietz, Dr. Colombo und Dr. Jensen untersuchten, ob die Bewegungszentren von Patienten mit Paraplegie durch die Laufbandtherapie aktiviert werden können.

Sie verglichen 5 Patienten mit kompletter Paraplegie (1 Patient C8, 4 Patienten C6) und 4 Patienten mit inkompletter Paraplegie (1 Patient TH5, 2 Patienten C7 und 1 Patient C6). Durchschnittswerte von 5 gesunden Menschen wurden als Vergleich aufgeführt.

Laut dieser Studie profitieren nur Patienten mit inkompletter Paraplegie von der Lokomotionstherapie, weil sie in der Lage sind, Gehbewegungen auch auf festem Untergrund mit oder ohne Hilfsmittel selbst durchzuführen. Patienten mit kompletter Paraplegie sind zwar auch in der Lage, unter Gewichtsentlastung Schreitbewegungen durchzuführen, können diese aber ohne Gewichtsentlastung nicht auf festem Boden umsetzen.

Die Autoren meinen, dass diese Ergebnisse neue Wege zur Verbesserung der Mobilität von Patienten mit Paraplegie aufzeigen könnten.

1.2   Restoration of Gait in Nonambulatory Hemiparetic Patients by Treadmill Training With Partial Body Weight Support

(Wiederherstellung der Gehbewegungen bei nichtambulanten hemiparetischen Patienten durch Lokomotionsübungen mit partieller Körpergewichtsentlastung)

Studie von S. Hesse, C. Bertelt, A. Schaffrin, M. Malezic, K.-H. Mauritz (1994)

Die Wirkung der Laufbandtherapie wurde an 9 stationären Patienten mit Hemiparese bei partieller Gewichtsentlastung untersucht. Der Schlaganfall lag durchschnittlich 129 Tage zurück. Bei den 9 Patienten handelte es sich um 6 Männer und 3 Frauen im Alter von 31 bis 79 Jahren (Durchschnitt 56,7 Jahre). 3 Patienten hatten eine rechtsseitige und 6 eine linksseitige Hemiparese. Außerdem litten 3 Patienten an einer Aphasie und 5 Patienten an einem Neglekt-Syndrom, wovon 3 Patienten ein komplettes „Schiebesyndrom" beim Gehen aufwiesen.

Alle Patienten hatten zunächst ein umfassendes Schlaganfall-Rehabilitationsprogramm von mindestens 3 Wochen mit regulärer Physiotherapie erhalten, ohne dass sich die Gehfähigkeit verbesserte. Danach bekamen sie innerhalb von 3 Wochen neben regulärer Physiotherapie 25 Laufband-Therapieeinheiten.

Nach diesen 3 Wochen konnten 3 Patienten selbständig gehen, 2 davon benötigten nur auf Treppen Hilfe, 5 Patienten benötigten zum freien Gehen verbale Hilfe und 1 Patient brauchte zeitweise Unterstützung von einer Person. Das heißt, alle Patienten bis auf einen konnten unabhängig gehen.

Das Gleichgewicht im Stand verbesserte sich ebenfalls. Vor der Behandlung konnten 2 Patienten nicht stehen. 3 Patienten konnten nur sehr breitbeinig stehen und 4 Patienten konnten nur sehr kurz, das heißt weniger als 30 s in Schrittstellung oder 60 s im Parallelstand stehen. Nach der Therapie konnten 8 Patienten 30 s lang im Parallelstand stehen, nur 1 Patient konnte dies nicht so lange.

Auch die Symmetrie des Gehens verbesserte sich. Die Standphasensymmetrie erhöhte sich um 24 % und die Schwungphasensymmetrie um 123 %.

Es konnte eine Steigerung der Gehfähigkeit aller Patienten nachgewiesen werden. Sogar die Patienten mit Schiebesyndrom und Neglekt verbesserten sich, obwohl sie schlechtere Ausgangsbedingungen hatten. Die Gehgeschwindigkeit erhöhte sich ungefähr um das Dreifache, die Schrittlänge und die Kadenz (die Schrittfolge) um das Zweifache.

Weiterhin wurde festgestellt, dass die Aussicht auf Wiedererlangung der Gehfähigkeit in den ersten 4 Wochen am größten ist. Bei allen Patienten, bei denen der Schlaganfall länger als 4 Wochen zurücklag, waren die Verbesserungen unabhängig vom Zeitpunkt des Schlaganfalls. Es ist bekannt, dass jede Therapie so früh wie möglich beginnen sollte, um am wirkungsvollsten zu sein. Überraschend ist jedoch, dass bereits nach 4 Wochen der Zeitpunkt des Insults keinen Einfluss auf das Ergebnis hatte. Es spielt demnach keine Rolle, wie lange der Schlaganfall zurückliegt, um die Patienten in das Laufbandprogramm aufzunehmen.

Das Alter hatte ebenfalls keinen Einfluss auf das Resultat. Die älteren Patienten profitierten stärker von den zusätzlichen Laufband-Therapieeinheiten. Bei ihnen war der Erfolg der Laufbandtherapie eher größer.

Diese positiven Effekte können der Laufbandtherapie mit partieller Körpergewichtsentlastung zugeschrieben werden. Die Steigerung der Gehfähigkeit ist zurückzuführen auf eine Verbesserung der Haltungskontrolle und der Gleichgewichtsreaktionen sowie auf wiederholtes Üben. Die Patienten hätten allein mit konventioneller physiotherapeutischer Behandlung ihre Gehfähigkeit nicht wiedererlangt.

Für ein optimales Wiedererlernen des koordinierten Gehens muss die korrekte Aktivität unter bewusster Wahrnehmung so oft wie möglich wiederholt werden.

Die Laufbandtherapie mit partieller Gewichtsentlastung ermöglicht in einem sehr frühen Stadium richtige und vollständige Gehbewegungen durch Stabilisierung des Rumpfes, korrekte Gewichtsverlagerung, Belastung auf der betroffenen Seite und selektive Aktivität der Antigravitationsmuskeln. Unter sorgfältiger Aufsicht eines Therapeuten kann das korrekte Bewegungsmuster auf diese Weise konsequent und wirkungsvoll eingeübt werden. Eine Reduzierung der Entlastung erzielt eine allmähliche Belastungssteigerung der beeinträchtigten Seite.

„Die Aussichten der Rehabilitierung der Patienten nach Rückgratverletzungen sind im Allgemeinen weniger günstig als bei hemiparetischen Patienten, weil die supraspinalen Kontrollmechanismen, wenn sie auch erhalten geblieben sind, durch die Verletzung teilweise getrennt wurden. Im Gegensatz dazu sind bei den hemiparetischen Patienten die nach unten laufenden Verbindungswege erhalten geblieben, wogegen die supraspinale Kontrolle beeinträchtigt wurde. Bei diesen Patienten können Verbesserungen durch größere Plastizität des zentralen Nervensystems erwartet werden. Die Gehfähigkeit der hemiparetischen Patienten in dieser Studie wurde früher und in einem größeren Ausmaß als bei den genannten Patienten mit Rückgratverletzungen wiederhergestellt" (Hesse et al. 1994).

1.3   Laufbandtherapie mit partieller Körpergewichtsentlastung zur Wiederherstellung der Gehfähigkeit hemiparetischer Patienten

Studie von S. Hesse (1998)

Der Autor beschreibt verschiedene Studien und hebt die gute Ergänzung von Physiotherapie und Laufbandtherapie hervor. Er meint, dass die konventionelle Physiotherapie aus der Laufbandtherapie lernen könnte. So hat es sich als falsch erwiesen, aus Furcht vor falschen Bewegungsmustern zu spät mit der Gangschule zu beginnen.

Die Laufbandtherapie hilft dem Patienten, die Gangzyklen wesentlich öfter zu wiederholen. Ein Gangzyklus wird in der konventionellen Gangschule maximal 100-mal wiederholt, mit Laufband etwa 1000-mal. Dieser Unterschied ergibt sich aus dem geringeren Kraftaufwand für den Therapeuten und einer Erleichterung des Gehens für den Patienten, der mit Gewichtsentlastung mehr Wiederholungen erreichen kann.

Die verschiedenen Untersuchungen belegen nach Meinung des Autors, dass der hemiparetische Patient auf dem Laufband symmetrischer und mit weniger Spastik repetitiv üben kann.

1.4   Laufband mit partieller Körpergewichtsentlastung und Gangtrainer: Moderne Ansätze in der Behandlung von Gangstörungen

Studie von S. Hesse, S. v. Frankenberg, A. Schaffrin, D. Uhlenbrock (2000)

Es wurde ein neuer Gangtrainer untersucht, der das Laufband ersetzen soll und dem normalen Gehen weitestgehend entspricht.

Zunächst verglichen die Autoren das Gehen gesunder Menschen auf dem Gangtrainer mit dem Gehen auf der Ebene. Sie fanden heraus, dass ein geringer Unterschied in der Abdruckphase besteht, die auf dem Gangtrainer stoßfrei ist.

Danach wurden rollstuhlpflichtige Patienten mit Hemiparese auf dem Laufband und auf dem Gangtrainer verglichen.

An dem darauf folgenden Versuch nahmen 15 rollstuhlpflichtige Patienten mit Hemiparese teil. Ihr Schlaganfall lag im Durchschnitt 56 Tage zurück. Zuerst bekamen die Patienten eine dreiwöchige physiotherapeutische Behandlung nach Bobath. In den folgenden 4 Wochen erhielten sie zusätzlich Therapieeinheiten auf dem Gangtrainer. Die Gehfähigkeit aller Patienten verbesserte sich entscheidend. Nach Abschluss der Versuchsreihe konnten 12 von 15 Patienten in der eigenen Wohnung selbständig gehen und 3 Patienten benötigten beim Gehen wesentlich weniger Hilfe.

Zum Vergleich zwischen Gangtrainer und Laufband ist folgendes zu sagen:

Der Gangtrainer hat den Vorteil, den Aufwand für die Therapeuten zu reduzieren (siehe Abb. 4.3, S. 63). Der Therapeut ist mit Hilfe des Gangtrainers in der Lage, schwer betroffene Patienten auch allein zu behandeln. Der Patient muss nur in die entsprechende Position gebracht werden, damit der Gangtrainer mit dem Patienten gehen kann. Im Vergleich zum Laufband entfällt für den Therapeuten die Anstrengung, jeden einzelnen Schritt zu initiieren und gegebenenfalls auch auszuführen. Auf dem Laufband müssen 2 bis 3 Therapeuten diese Hilfe so lange leisten, bis der Patient selbst mithelfen

kann. Nachteilig ist, dass sich das Gangmuster auf dem Gerät vom physiologischen Gehen unterscheidet. Der Hauptunterschied besteht in der deutlich verringerten Dorsalextension am Ende der Schwungphase sowie bei der Abdruckphase und beim Aufsetzen des zukünftigen Standbeines. Des weiteren ist das Gerät sehr teuer.

Aber auch das Gehen auf dem Laufband mit partieller Körpergewichtsentlastung verändert das physiologische Gehen leicht. Das Band bewegt den stehenden Fuß in der Standphase unter dem Körper des Patienten hinweg. Er benötigt demzufolge weniger Aktivität der Extensoren und Innenrotatoren des Standbeines und eine geringere Abdruckphase als beim physiologischen Gehen.

Der Start des Gehens ist auf dem Laufband wie auf dem Gangtrainer passiv, wird so aber erst ermöglicht.

Beide Therapien ermöglichen ein wiederholtes Üben. Die Erfolge des neuen Gangtrainers entsprechen den Erfolgen des Laufbandtrainings mit Gewichtsentlastung.

Zusammenfassend schreibt der Autor:

„Laufbandtherapie mit partieller Körpergewichtsentlastung und der neu entwickelte Gangtrainer sind vielversprechende Methoden zur Wiederherstellung bzw. zur Verbesserung der Gehfähigkeit von Patienten mit Hemiparese.[…] Dies ist als Chance zur Bereicherung des therapeutischen Angebots in der Rehabilitation aufzufassen, keinesfalls erheben beide Techniken den Anspruch, die konventionelle Physiotherapie zu ersetzen."

Ergänzend wäre zu sagen, dass sowohl Laufbandtherapie als auch der Gangtrainer der Erhaltung der Gehfähigkeit dienen können. Ob sich der Gangtrainer durchsetzen wird, bleibt fraglich.

1.5   Neue Therapiestrategien in der motorischen Rehabilitation

Studie von S. Hesse, A. Bardeleben, D. Uhlenbruck, C. Werner, B. Brandl-Hesse (1999)

Zunächst beschreiben die Autoren eine neue kanadische Studie, der zufolge die Laufbandtherapie mit Gewichtsentlastung der Laufbandtherapie ohne Gewichtsentlastung überlegen ist. Auf dem 2. Weltkongress für motorische Rehabilitation in Toronto fand die Laufbandtherapie mit Gewichtsentlastung für Patienten mit Hemiparese größte Beachtung. Deshalb soll diese Therapie in großem Umfang Einsatz finden.

Weiterhin wird beschrieben, wie Medikamente die Rehabilitation fördern oder hemmen können. Es gibt sogenannte „schädliche" Medikamente. Darunter fallen Neuroleptika, Benzodiazepine, Barbiturate, Antiepileptika und mit Einschränkung α-Antagonisten. Als Beispiel wird Clonidin erwähnt. Die Autoren fordern, diese Medikamente in der Rehabilitation nach Möglichkeit schnell abzusetzen. Warum diese Medikamente als schädlich gelten, wird nicht erläutert.

Medikamente, die in der Rehabilitation förderlich sind, sind die Antidepressiva wie Ritalin und D-Amphetamin.

Die Kombination von pharmakologischer Therapie und Laufbandtherapie ist interessant. Durch die Unterstützung der oben erwähnten Medikamente kommt es zu einem größeren Therapieerfolg.

Der Schlüssel für eine verbesserte Therapie könnte also in der Kombination verschiedener Therapieformen liegen.

1.6   Die Lokomotionstherapie am Laufband bei Querschnittlähmung – Ergebnisse einer fünfjährigen Studie

Studie von A. Wernig, S. Müller (1995)

Diese Studie zeigt, dass die motorische Rehabilitation von Tetra- und Paraplegikern durch die neue Lokomotionstherapie wesentlich verbessert werden kann. Die Rehabilitation mit konventionellen Behandlungsmethoden ist vielfach unbefriedigend. Die meisten der inkomplett gelähmten Patienten bleiben ohne die Lokomotionstherapie auf den Rollstuhl angewiesen.

Es wurden mehrere Versuchsreihen durchgeführt und später miteinander verglichen.

Eine Gruppe chronisch inkomplett gelähmter Patienten erhielt jeweils Lokomotionstherapie auf dem Laufband, die andere Patientengruppe wurde ausschließlich konventionell behandelt.

Vorraussetzungen zur Teilnahme an dieser Studie waren:
– Geringe Willküraktivität einzelner Muskeln der unteren Extremität;
- Fähigkeit oder eine gewisse Wahrscheinlichkeit später, trotz hoher Lähmungen, Stöcke verwenden zu können;
– Fehlen von stärkeren Muskelverkürzungen;
– Keine Gelenkversteifungen oder Weichteilverkalkungen;
– Fehlen von Druckgeschwüren;
– Ausreichende Belastbarkeit der Wirbelsäule.

In einer ersten Versuchsreihe wurden 89 Patienten, die Laufbandtherapie erhielten, mit 64 ausschließlich konventionell behandelten Patienten verglichen. Insgesamt 44 von 89 chronisch inkomplett gelähmten Patienten erzielten nach der Therapie signifikante Verbesserungen ihrer Gehfähigkeit.

In einer weiteren Versuchsreihe zeigte sich, dass 14 von 18 Patienten nach der Lokomotionstherapie Selbständigkeit erreichten, während es nach konventioneller Therapie nur 1 Patient von 14 war.

Von 45 inkompletten Para- und Tetraplegikern erreichten nach der Lokomotionstherapie 92 % der Rollstuhlabhängigen Selbständigkeit, aber nur 50 % von 40 vergleichbaren Personen nach einer konventionellen Therapie.

Von den rollstuhlabhängigen Patienten wurden also die meisten Rollstuhl-unabhängig und konnten oft 100 m oder mehr ohne fremde Hilfe gehen. Bereits Rollstuhl-unabhängige Patienten verbesserten ihre Ausdauer, Gehqualität und erlernten das Treppensteigen wieder.

Interessant ist auch die Untersuchung von 12 chronischen Patienten mit traumatischer Rückenmarksläsion ohne schlaffe Lähmung. Sie wurden zunächst konventionell behandelt. Nachdem sie ein bestimmtes motorisches Niveau erreicht hatten aber noch rollstuhlabhängig waren, erhielten alle Patienten Laufbandtherapie. 9 von 12 Patienten konnten danach unabhängig gehen. Die anderen 3 Patienten konnten aufgrund ihres hohen Querschnittes nicht allein gehen, verbesserten jedoch ihre Gehfähigkeit mit Hilfe signifikant.

Weiterhin untersuchten die Autoren die Beständigkeit des Effektes der Laufbandtherapie. Von 21 chronischen Patienten, die ihre Gehfähigkeit mit Laufbandtherapie wiedererlangen konnten, hatten 18 Patienten nach durchschnittlich 2 Jahren ihre Gehfähigkeit beibehalten oder sogar verbessert.

In allen Vergleichsgruppen ist die Überlegenheit der Lokomotionstherapie auf dem Laufband gegenüber der konventionellen Therapie sichtbar. Sie ist weniger auf eine bessere Erholung der Muskelkraft zurückzuführen, als vielmehr auf das Einbeziehen motorischer Programme, Automatismen und einer verbesserten Koordination der verbliebenen Willküraktivität. Die Lokomotionstherapie erlaubt eine klare Erweiterung des therapeutischen Zieles in Bezug auf die Gehfähigkeit und Selbständigkeit bei schwer aber inkomplett gelähmten Patienten, insbesondere Tetraplegikern. Bei akuten Patienten tritt außerdem eine Verkürzung der Therapiedauer auf. Wernig und Müller ziehen folgende Schlussfolgerung:

„Zusammenfassend scheint die Überlegenheit der Lokomotionstherapie am Laufband in der sonst kaum möglichen Übung der Koordination der verbliebenen aktivierbaren Muskulatur inklusive der beim Schreitvorgang beteiligten Rumpfmuskulatur zu liegen. Dies gilt auch für inkomplette schlaffe oder gemischte Lähmungen nach Myelitiden (Entzündungen nervaler Strukturen oder ihrer sie umhüllenden Schichten) oder Wurzelläsionen etwa bei Wirbelsäulenverletzungen."

Es bleibt unbestritten, dass der richtige Umgang mit dem Rollstuhl und das Funktionieren täglicher Abläufe wie Übersetzen von großer Wichtigkeit ist, doch sollte das Lokomotionstraining selbst bei geringsten Chancen auf Erlangung der Gehfähigkeit an erster Stelle stehen. Auch bei Patienten mit eingeschränkter Armfunktion, die Stützen nicht verwenden können, ist ein intensives Lokomotionstraining sinnvoll, da sich die Lebensqualität der Betroffenen auch verbessert, wenn sie mit ein oder zwei Hilfspersonen gehen können.

Schließlich sollte auf die allgemein positive Wirkung auf Herz, Kreislauf, Bewegungsapparat und speziell auf die Trophik von Haut, Muskeln und Knochen hingewiesen werden. Sekundärschäden können so vermieden oder reduziert werden.

Diese Studie ist nicht nur wegen ihrer Ergebnisse interessant, sondern sie ist die erste Langzeitstudie zur Laufbandtherapie mit Gewichtsentlastung bei einer großen Patientengruppe.

1.7 Lokomotionstherapie am Laufband bei Para- und Tetraplegikern: Eine Nachuntersuchung

Studie von A. Wernig, S. Nanassy, Müller (1999)

Diese Arbeit zeigt Ergebnisse von Nachuntersuchungen an 76 Patienten, bei denen die stationär durchgeführte Laufbandtherapie 0,5 bis 6,5 Jahre zurück lag.

Es wurde zwischen ursprünglich chronischen und akuten Patienten unterschieden. Von den chronischen Patienten hatten 34 der 35 Patienten ihre erreichte Gehfähigkeit beibehalten.

Von den akuten Patienten hatten alle 41 Patienten ihre Gehfähigkeit beibehalten oder weiter verbessert.

Diese Werte lassen darauf schließen, dass die unter klinischen Bedingungen erreichte Gehfähigkeit in häuslicher Umgebung beibehalten werden kann.

Deshalb sollte jeder inkomplett gelähmte Para- und Tetraplegiker eine intensive Laufbandtherapie bekommen, um seine optimale motorische Leistungsfähigkeit zu erreichen.

„Die Therapie sollte von geschulten Therapeuten durchgeführt werden. Eine ambulante Weiterführung der Therapie scheint sinnvoll und für manche Patienten notwendig" (Wernig et al. 1999).

1.8   Laufband- und Vojta-Physiotherapie an ausgewählten MS-Patienten: Ein Vergleich der Soforteffekte

Studie von G. Laufens, W. Poltz, G. Reimann, F. Schmiegelt, F. Stempski (1998)

Es wurde untersucht, ob sich die Laufbandtherapie und Physiotherapie nach Vojta ergänzen und den Soforteffekt steigern.

Diese Studie wurde mit 16 Multiple Sklerose (MS)-Patienten im Alter von 28 bis 72 Jahren durchgeführt.

5 Wochen lang bekamen die Patienten täglich wechselnd zwei Einheiten Laufbandtherapie oder eine Einheit Laufbandtherapie und danach eine Einheit Vojta-Physiotherapie.

Der Soforteffekt wurde mit Hilfe von einer Gehprüfung auf einer 5,5 m langen Wegstrecke gemessen. Geschwindigkeit, Schrittlänge, Zeit für den Schritt des besonders betroffenen Beines und Winkeländerungen an diesem Bein waren die Beurteilungskriterien.

Die Laufbandtherapie mit anschließender Vojtatherapie zeigte einen größeren Soforteffekt bei den MS-Patienten als zwei aufeinanderfolgende Laufbandeinheiten. Der Soforteffekt verbesserte sich zwar auch bei Wiederholung der Laufbandtherapie. Die Verbesserung war jedoch wesentlich größer, wenn Laufbandtherapie und Vojtatherapie kombiniert wurden.

Die Autoren meinen, dass die meisten MS-Patienten (und besonders die schwer betroffenen) durch die Aktivierung angeborener Lokomotionsprogramme eine zusätzliche Hilfe erhalten. Des weiteren sind sie der Meinung, dass ein fünfwöchiges Laufbandtraining wahrscheinlich zu kurz ist, um den Soforteffekt zu verbessern.

Besonders schwer betroffene Patienten könnten von der Kombination dieser Therapien profitieren.

1.9 Verbesserung der Lokomotion durch kombinierte Laufband-/ Vojta-Physiotherapie bei ausgewählten MS-Patienten

Studie von G. Laufens, W. Poltz, E. Prinz, G. Reimann, F. Schmiegelt (1999)

In dieser Studie geht es, wie in der vorangegangenen, um die Verbesserung der Lokomotion durch Laufbandtherapie in Kombination mit der Physiotherapie nach Vojta.

Die Autoren gehen in ihrer Methodik anders vor, kommen aber zu dem gleichen Ergebnis.

15 ausgewählte Patienten mit MS wurden 5 Wochen alle 2 Tage mit 10 Min. Laufbandtherapie, 10 Min. Pause und anschließend 20 Min. Physiotherapie nach Vojta behandelt. An den anderen Tagen wurde die Physiotherapie nach Vojta durch eine zusätzliche Einheit Laufbandtherapie ersetzt, die Vojtatherapie fand später am selben Tag satt.

Folgende Parameter wurden bestimmt: Gehgeschwindigkeit, durchschnittliche Schrittlänge, durchschnittliche Zeit für den Schritt mit dem stärker betroffenen Bein und der Winkel bei Flexion und Extension in der Hüfte. Außerdem erfolgte eine neurologische Beurteilung.

Die Kombination von Laufbandtherapie und Physiotherapie nach Vojta führte zu einer Verlängerung der Wegstrecke, die die Patienten während der 10 Min. Laufbandtherapie bewältigen. Als Ursache hierfür sahen die Autoren das verbesserte Gehverhalten. Schrittlänge und Geschwindigkeit nahmen ständig zu, gleichzeitig verringerte sich die Zeit, die das stärker betroffene Bein für den einzelnen Schritt benötigte. Die Verlängerung der Wegstrecke war abhängig vom Grad der Behinderung.

Diese Studie zeigt einen gesteigerten Behandlungserfolg durch Kombination von Laufbandtherapie mit Vojta-Physiotherapie. Der Anteil lokomotorisch verbesserter Patienten ist bei der Kombinationsbehandlung größer als bei ausschließlicher Behandlung nach Vojta. Laufbandtherapie und Physiotherapie nach Vojta sind für sich genommen schon sehr erfolgreiche Therapien, in Kombination verstärken sich beide Therapieformen jedoch zusätzlich. Dieses Ergebnis stimmt mit dem Ergebnis anderer Studien überein. Der Erfolg der Physiotherapie nach Vojta bei MS-Patienten wurde ebenfalls in einer Reihe anderer Studien belegt, unter anderem von Laufens et al. (1996, 1995).

1.10 Das Gehen von Patienten mit voll belastbaren künstlichem Hüftgelenk auf dem Laufband mit partieller Körpergewichtsentlastung, im Kreuzgang und hilfsmittelfrei

Studie von S. Hesse, D. Sonntag, A. Bardeleben, M. Kädling, C. Roggenbruck, E. Conradi (1999)

Diese Arbeit beschäftigt sich mit orthopädischen Patienten. Es geht um die Gangrehabilitation nach dem Einsatz von Hüft-Totalendoprothesen. Ziele der Rehabilitation sind Gelenkmobilisation, Kräftigung insbesondere des betroffenen Beines und das Erlangen eines hinkfreien Gehens auf möglichst langer Strecke.

In diesem Zusammenhang wurde untersucht, ob das Laufbandtraining mit Gewichtsentlastung eine Alternative zum Gehen mit Unterarmstützen darstellt. Die Fragestellung hierbei war, ob die Patienten ihre pelvitrochantäre Muskulatur ausreichend in einem symmetrischen Gangmuster benutzen.

An dem Versuch nahmen 19 Patienten mit voll belastbarer Hüft-Totalendoprothese teil. Es handelte sich um 10 Männer und 9 Frauen im Alter von 51–88 Jahren. Das Durchschnittsalter lag bei 64,4 Jahren. Das Einsetzen der zementfreien Totalendoprothese lag 4–10,1 Wochen (durchschnittlich 6,6 Wochen) zurück. Die Patienten hatten die Anschlussheilbehandlung mindestens 14 Tage vor Beginn der Versuchsreihe begonnen. Alle Patienten konnten im Kreuzgang an zwei Unterarmstützen gehen.

Folgende Situationen wurden untersucht:
– Laufband mit Gewichtsentlastung von 15 %;
– Gehen im Kreuzgang mit zwei Unterarmstützen auf der Ebene;
– Gehen auf der Ebene ohne Stützen.

Beurteilungsparameter waren ein Gang-Zeit-Parameter, Bodenreaktionskräfte und ein kinesiologisches Oberflächen-EMG an relevanter Bein- und Rumpfmuskulatur.

Es wurden die Werte aller Patienten in allen drei Situationen bei vergleichbarer Ganggeschwindigkeit aufgenommen.

Die Patienten konnten auf dem Laufband mit Gewichtsentlastung und an Unterarmstützen im Kreuzgang symmetrischer, mit größerer Schrittlänge und mit niedrigerer Schrittfrequenz gehen als beim hilfsmittelfreien Gehen.

Die Aktivierung der pelvitrochantären Muskulatur war auf dem Laufband signifikant besser als beim Gehen mit Unterarmstützen. Besonders deutlich war dies an der betroffenen Seite zu beobachten. Am größten war die Aktivierung beim Gehen ohne Entlastung, dafür trat jedoch ein deutliches Hinken auf.

Die Patienten gingen unter dynamischen Bedingungen auf dem Laufband hinkfrei und wurden dabei konstant entlastet. Beim Gehen mit Unterarmstützen im Kreuzgang war die Entlastung je nach Situation wechselnd. Der Gluteus medius wurde auf dem Laufband deutlich besser trainiert als beim Gehen mit Unterarmstützen. Der Trainingszustand des Gluteus medius und der anderen pelvitrochantären Muskulatur ist von entscheidender Bedeutung bei der Frage, ob sich die Prothese nach 5 Jahren lockert. Diese Muskulatur wurde auf dem Laufband nicht so stark wie beim hilfsmittelfreien Gehen aktiviert. Dafür war das Gangmuster beim hilfsmittelfreien Gehen deutlich asymmetrischer und instabiler.

Die Autoren ziehen die Schlussfolgerung, dass das Laufbandtraining mit Gewichtsentlastung ein vielversprechendes Verfahren in der frühen Gangrehabilitation von Patienten mit Totalendoprothese des Hüftgelenks ist.

1.11   Die Wirkung von Musik auf die Symmetrie des Gehens von Schlaganfallpatienten auf dem Laufband

Studie von M. Schauer, W. Steingruber, K.-H. Mauritz (1996)

Die Autoren untersuchten den Einfluss von rhythmischer Musik auf die Symmetrie des Gehens auf dem Laufband. 12 gesunde Personen im Alter von 21–50 Jahren wurden mit 12 Hemiparese-Patienten im Alter von 35 bis 64 Jahren verglichen. Alle Patienten wiesen eine Gangunsicherheit auf und ihre Symmetrieabweichung war größer als 4 %. Die Gangunsicherheit resultierte aus einer Fußheberschwäche, einer Asymmetrie der Standbeinphase oder einer Kombination beider Faktoren.

In der akustischen Gangtherapie wird Musik als Quelle periodischer und akustischer Reize mit der akustischen Rückmeldung, die der initiale Bodenkontakt von rechter und linker Ferse auslöst, kombiniert. Dadurch kommt es zu einem motivierenden Anreiz für den Patienten. Außerdem kann sich der Patient gleichzeitig selbst besser kontrollieren.

Die Probanden erhielten Schuhe mit speziellen Sensorsohlen. Die Sohlen hatten unter dem Vorfuß und unter der Ferse ausgedehnte luftgefüllte Kammern. Diese waren mit Drucksensoren verbunden, die die Information an einen Computer weiterleiten. Der Computer konnte mittels einer speziellen Software und Soundkarte ein Feedback geben.

Die Symmetrieabweichung beim Gehen verringerte sich bei 6 Patienten um mehr als 1 %.

Als Hindernis erwies sich, dass es Patienten gab, die sich zwar rhythmischer bewegen wollten, es aber wegen neuromuskulärer Störungen des Sprunggelenkes nicht konnten. Andere Patienten waren zwar in der Lage, rhythmischer zu gehen, konnten aber dem Rhythmus nicht folgen.

Diese Studie war infolge der benötigten immensen Ausstattung sehr aufwendig. Interessant ist vor allem der einfache Grundgedanke dieser Studie: Bewegung zur Musik erzeugt Rhythmus.

1.12   Vergleich der Wirksamkeit einer Laufbandtherapie mit partieller Gewichtsentlastung mit Krankengymnastik bei nicht gehfähigen Patienten mit Hemiparese

Studie von C. Menzhausen (1998)

Diese Arbeit beinhaltet zwei Studien.

Die Autorin untersuchte zunächst den Einfluss der Laufbandtherapie auf die Wiederherstellung der Gehfähigkeit von 9 Patienten mit Schlaganfall. Die 9 Patienten hatten nach dreiwöchiger physiotherapeutischer Behandlung nach Bobath ihre Gehfähigkeit nicht wiedererlangt und erhielten 5 Wochen zusätzlich Laufbandtherapie. Dabei verbesserte sich die Gehfähigkeit bei allen 9 Patienten deutlich.

An der darauf folgenden Einzelfallstudie nahmen 7 Patienten teil. Es wurde die Wirksamkeit der Laufbandtherapie und der Physiotherapie nach Bobath zur Wiederherstellung der Gehfähigkeit verglichen. Die Laufbandtherapie zeigte sich hierin gegenüber der Physiotherapie nach Bobath überlegen.

Eine Auswertung der Werte beider Patientengruppen zeigte, wie schnell Patienten das Gehen nach Beginn der Laufbandtherapie wiedererlernen konnten. Nach 12 Tagen konnten 10 Patienten ohne Gewichtsentlastung gehen, 3 Patienten benötigten noch eine Gewichtsentlastung von ca. 5%, 1 Patient von 10% und 2 Patienten von 20%.

Interessant ist, dass sich parallel zur Gehfähigkeit auch die Geschwindigkeit des Gehens verbesserte. Zwischen der Gehgeschwindigkeit und dem Schweregrad des motorischen Defizits bestand ein deutlicher Zusammenhang. In dieser Versuchsreihe verbesserte sich die Gehfähigkeit wie auch die Gehgeschwindigkeit nur während der Laufbandtherapie. Gleichzeitig verbesserten sich auch Schrittlänge und Kadenz.

Zwischen Gehgeschwindigkeit und funktionellem Niveau des Patienten besteht erwiesenermaßen ein Zusammenhang. So lässt sich eine Aussage über die Effektivität der Therapie treffen. Parallel zur Gehfähigkeit verbesserte sich auch das Neglet-Syndrom und die Pusher-Symptomatik.

Die Autorin der Studie ist der Meinung, dass die Laufbandtherapie keinen Ersatz, sondern eine Ergänzung der Physiotherapie darstellt. Sie stimmt hierin mit anderen Autoren überein, die sich mit der Laufbandtherapie beschäftigen.

1.13   Enhancement of Locomotor recovery following spinal cord injury

(Verbesserung der lokomotorischen Erholung nach Rückenmarksverletzungen)

Studie von H. Barbeau, S. Rossignol (1994)

Die Autoren sind der Meinung, dass es eine epidemiologische Veränderung von Rückenmarksverletzungen seit dem 2. Weltkrieg gegeben hat. Heutzutage sind die Patienten jünger, kommen früher in ein Krankenhaus und weisen weniger ernste Schädigungen des Rückenmarkes auf. Es gibt häufiger Sport- und Freizeitunfälle.

Eine Studie von Burke et al. (1985) wies nach, dass von 262 entlassenen Patienten mit Rückenmarksverletzung 37 % nicht gehen konnte, 24 % zwar gehen konnten, aber im Alltag den Rollstuhl benutzten, und 39 % die funktionale Gehfähigkeit besaßen. Diese Daten und die langanhaltenden psychosozialen Effekte von Rückenmarksverletzungen lassen die Wiedererlangung des Gehens zu einem wichtigen Ziel für die Mehrheit der Betroffenen werden. Das Spektrum der Probleme ist groß.

Die Wiedererlangung des Gehens kann behindert werden durch:
- Einschießen hyperaktiver spinaler Reflexe (Spastizität);
- Veränderungen der Muskel-Aktivierungsmuster einschließlich Schwäche;
- Schwierigkeit, das Körpergewicht zu tragen;
- Gleichgewichtsprobleme;
- Probleme mit der Gehgeschwindigkeit.

Seit dem 2. Weltkrieg haben sich die Behandlungsanstrengungen auf die Normalisierung des Muskeltonus konzentriert. Maßnahmen hierbei sind die Anwendung antispastischer Medikation, korrektive Chirurgie, physische Rehabilitierung wie zum Beispiel passives Strecken, Stehen am Stehtisch und orthetische Vorrichtungen. Es hat sich gezeigt, dass diese Rehabilitationsmethoden die Äußerungen von Spastizität während passiver und aktiver Bewegungen im Liegen oder Sitzen reduzieren. Die Wirkungen dieser Behandlungen können aber nicht auf eine dynamische und funktionale Situation wie das Gehen übertragen werden.

Seit 1984 wird die Wirkung von Baclofen intensiv untersucht. Trotz der positiven Wirkung des Medikaments auf die Spastizität und damit indirekt auch auf die willentliche motorische Kontrolle sowie Aktivitäten des täglichen Lebens wurde die Wirkung auf das Gehen noch sehr wenig untersucht. Qualitative Studien hierzu haben keine Gangveränderung durch die Anwendung des Medikaments aufgezeigt.

In kürzlich durchgeführten Studien wurde die Wirkung der funktionalen elektrischen Stimulation auf abnorme Reflexe während des Gehens untersucht. Zusätzliche qualitative Untersuchungen über die Wirkung funktionalen elektrischen Stimulation auf die Lokomotion sind nötig. Eine Kombination von funktionaler elektrischer Stimulation, Lokomotionstherapie auf dem Laufband und Pharmakotherapie wäre denkbar.

Mehrere andere Bereiche der Grundlagenforschung über lokomotorische Verbesserung befinden sich in der Entwicklung und lassen großes Potential erahnen. Im zentralen Nervensystem wurden Mechanismen nachgewiesen, die das Überleben von in Entwicklung begriffenen und beschädigten Neuronen, von Nervenfaserwachstum und -regeneration fördern können.

Schließlich befindet sich auch das Feld der Transplantations-Restitution nach spinaler Transektion in einer interessanten Entwicklungsphase. So berichteten z. B. Howland et al. (1993), dass die Leistung der Überboden-Lokomotion von spinalen Katzen mit transplantierten fötalen Zellen die Leistungen von spinalen

Katzen ohne Transplantat bei weitem überstieg. Die Überboden-Lokomotion war gekennzeichnet durch Vollgewichtsentlastung und Koordination zwischen den Vorder- und Hinterbeinen. Die Mechanismen der Lokomotionsverbesserung nach der Transplantation erfordern nach Meinung der Autoren weitere Untersuchungen.

Die Autoren ziehen folgende Schlussfolgerung:

„Wir sind der festen Überzeugung, dass es durch eine kombinierte technische Methode (interaktive Lokomotionsübungen, pharmakologische Eingriffe und funktionelle elektrische Stimulierung) möglich sein wird, ein umfassendes und integriertes Programm für die Lokomotionsverstärkung bei Menschen mit Rückenmarksverletzungen zu erstellen." (Barbeau, Rossignol 1994).

1.14 Effects of Training on the Recovery of Full-Weight-Bearing Stepping in the Adult Spinal Cat

(Die Auswirkungen von Gehübungen mit Vollbelastung auf erwachsene spinalisierte Katzen)

Studie von R. G. Lovely, R .J. Gregor, R. R. Roy, V. R. Edgerton (1985)

Es wurde die Auswirkung von Übungen auf das Ausmaß und den Zeitverlauf der Wiederherstellung der Gehfähigkeit von spinalisierten Katzen (TH12-TH13) unter Gewichtsbelastung untersucht. Einen Monat nach Durchtrennung des Rückenmarkes waren 14 von 16 Katzen in der Lage, beim Gehen auf einem Laufband das volle Gewicht ihres Hinterteils mit den Hinterbeinen zu tragen, wenn der Schwanz gekniffen oder gebogen wurde. Von diesen 14 Katzen wurden 8 einer Übungsgruppe und 6 einer Nicht-Übungsgruppe zugeteilt. Die Katzen der Übungsgruppe erhielten 5 mal pro Woche 30 Min. täglich Laufbandübungen. Die Übungen begannen 1 Monat nach der Transektion und dauerten 5–7 Monate an.

Katzen, die 1–2 Wochen nach ihrer Geburt spinalisiert wurden, konnten innerhalb von 3 Wochen nach der Rückenmarkstransektion beim Gehen das Gewicht des hinteren Körpers mit den Hinterbeinen tragen. Katzen, die im Erwachsenenalter spinalisiert wurden, benötigten zum Erlernen der vollen motorischen Fähigkeit länger. Aus den Ergebnissen ist zu schließen, dass ein viel größerer Anteil von erwachsenen spinalisierten Katzen als bisher angenommen nach Laufbandübungen in der Lage wäre zu laufen. Diese Ergebnisse sind jedoch noch nicht eindeutig belegt.

Im Jahre 1980 berichteten Eidelberg et al., dass erwachsene spinalisierte Katzen innerhalb von 1 bis 6 Wochen nach der Rückenmarkstransektion ein allgemeines Schreitmuster der Hinterbeine wiedererlangt hatten. Nach 2 Monaten waren sie jedoch nicht mehr in der Lage, ihr volles Gewicht zu tragen. Diese Feststellungen stimmten mit Untersuchungen an spinalisierten Hunden

überein. Daraus wurde gefolgert, dass das von höheren Zentren getrennte Rückenmark nicht in der Lage ist, Veränderungen durch Lernprozesse zu bewerkstelligen.

Asrayan (1963) folgerte aus seinen Arbeiten, dass der Erfolg eines Übungsprogramms zur Wiedererlangung von motorischen Funktionen bei spinalisierten Hunden in direktem Zusammenhang mit der Pflege und der physischen Therapie stand.

Smith et al. (1982) untersuchten den Einfluß des Alters der Katzen bei der Transektion auf die Wiedererlangung der gewichttragenden Lokomotion. Es wurde festgestellt, dass Katzen mit Rückenmarkstransektion im Alter von 2 Wochen deutlich bessere Leistungen erbrachten als Katzen, bei denen die Transektion im Alter von 12 Wochen erfolgte.

Die Autoren R. G. Lovely et al. (1985) untersuchten angesichts der Kontroversen über Lokomotionsfähigkeit und Trainierbarkeit von erwachsenen spinalisierten Katzen erneut die Auswirkung von Übungen auf die Wiedererlangung von Lokomotion mit Vollgewicht-Tragfähigkeit. Die Untersuchungsmethoden und die Leistungsbewertung unterschieden sich von den sonst angewandten.

Es wurden 5–7 Monate lang täglich detaillierte quantitative Aufzeichnungen der Leistungen auf dem Laufband festgehalten. Am Ende wurden die Laufbandleistungen geübter und ungeübter Katzen verglichen. Die Ergebnisse zeigten, dass fast alle Katzen in der Lage waren, mit voller Gewichtsbelastung zu gehen. Die Übungen führten zu einer wesentlich stärkeren Verbesserung der motorischen Fähigkeiten.

Ein viel größerer Anteil spinalisierter Katzen als in anderen Untersuchungen konnte in dieser Versuchsreihe auch ohne Laufbandübungen mit voller Gewichtsbelastung gehen. Allein durch gute Pflege konnten sich die Katzen besser erholen. Zusätzlich bewirkten die Laufbandübungen und gegebenenfalls ein ständiges Schwanzbiegen deutliche Verbesserungen der Lokomotionsfähigkeit der Hinterbeine.

1.15   Einfluss einer Kombination von Laufbandtherapie und konservativer Physiotherapie auf qualitative und quantitative Merkmale der Gehfähigkeit bei ambulatorischen Hemiplegiepatienten: zwei Einzelfallstudien

Studie von J. Jasper-Seeländer (2000)

Diese Studie führte die Autorin des Buches selbst durch und wurde damit 1999 für den Wissenschaftspreis des Berufsverbands (Zentralverband der Krankengymnasten/Physiotherapeuten, ZVK) nominiert. Sie untersuchte, inwieweit sich die Gehfähigkeit von hemiparetischen Patienten noch verbessern lässt. Die Autorin führte Einzelfallstudien an 2 Patienten durch. Bei beiden Patienten lag der Insult länger als 12 Wochen zurück. So sollte eine Spontanremission weitestgehend ausgeschlossen werden. Untersuchungszeitpunkte waren: vor der Laufbandtherapie, nach 5 Wochen und nach weiteren 5 Wochen.

Folgende Untersuchungen wurden durchgeführt:
– dynamographische Ganganalyse;
– dynamographische Gleichgewichtsanalyse;
– Reflexprüfung;
– Muskelfunktionstests;
– Treppentest;
– 200 m Gehstrecke auf Zeit;
– 2 mal 100 m Laufbandtest.

Parallel zu 2 Laufbandtherapieeinheiten pro Woche fand 2 mal wöchentlich ambulante Physiotherapie auf neurophysiologischer Grundlage statt.

Das Ergebnis überraschte. Die Messergebnisse zeigten eine statistisch signifikante Verbesserung beider Probanden. Die Gehfähigkeit besserte sich qualitativ und quantitativ. Beide Probanden konnten ökonomischer und länger gehen. Dies ist um so interessanter, weil Proband A eher hypoton und Proband B eher hyperton war. Bei beiden fand eine Regulation des Tonus statt. Der Mehraufwand war relativ gering: 2 mal pro Woche zusätzlich eine halbe Stunde effektive Gangschule auf dem Laufband.

Es zeigte sich, dass mit geringem ambulanten Behandlungsaufwand auch Patienten mit länger zurückliegendem Insult wesentliche Verbesserungen der Lebensqualität erreichen können.

Mögliche Ursachen dieser Funktionsverbesserungen sind in der positiven Beeinflussung von synaptischen Bahnungs- und Hemmungsprozessen als Folge einer Reorganisation auf ZNS-Ebene zu sehen.

Das Fazit der Autorin ist, dass die Laufbandtherapie eine wichtige Ergänzung der physiotherapeutischen Behandlung von Hemiparesepatienten darstellt.

Was ist aus den beiden Patienten (2 Jahre später) geworden?

Beide kommen noch heute zur Laufbandtherapie und konnten ihre Gehqualität und -quantität weiterhin durch diese Therapieform verbessern (Abb. 1.**1a-d** u. Abb. 1.**2a-d**).

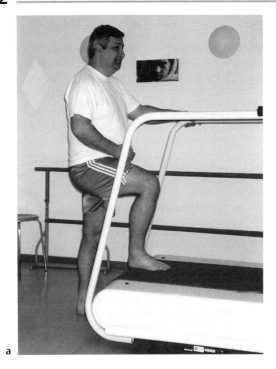

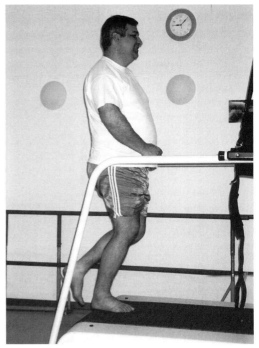

a

b

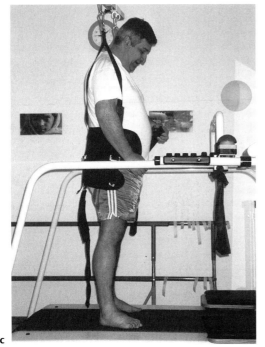

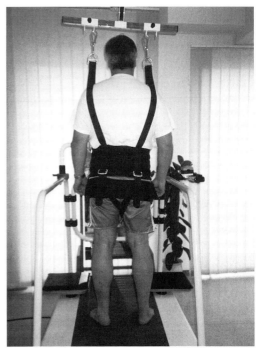

c

d

Abb. 11 a–d Der Patient kann sein Training alleine durchführen.

a u. b Er steigt auf das Laufband, c befestigt den Gurt für die Gewichtsentlastung und d richtet seine Haltung aus und absolviert sein Training.

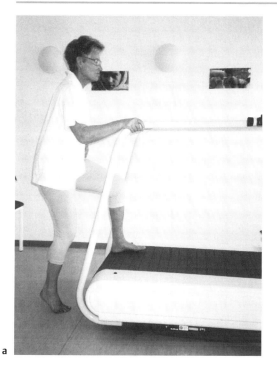

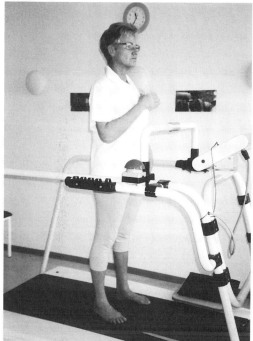

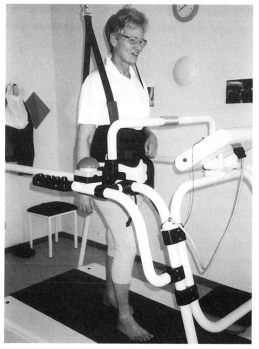

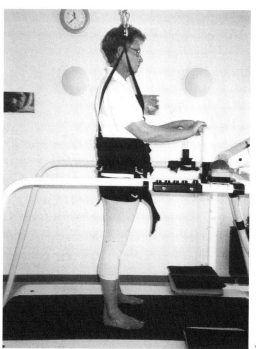

Abb. 1.2 a-d Die Patientin kann ihr Training alleine durchführen.

a Sie steigt auf das Laufband, **b** sie richtet sich auf, **c** wartet auf den Start und **d** und absolviert ihr Training.

1.16 Zusammenfassung

Nur in einer Studie werden orthopädische Patienten untersucht. Diesen Patienten fällt es wesentlich leichter, ihre Gehfähigkeit wieder zu erlangen. Trotzdem wären weitere Studien bei Patienten mit orthopädischen oder chirurgischen Problemen wichtig und interessant, um die Therapiezeiten zu reduzieren und weitere Qualitätsverbesserungen beim Gehen zu erreichen. Ebenso könnten auch Patienten mit angeborenen Gehbehinderungen langfristig von weiteren Studien profitieren.

14 der 15 Studien beschäftigen sich mit Patienten, die neurologische Probleme aufweisen. In allen Studien kommen die Autoren zu dem Ergebnis, dass sich die Gehfähigkeit der Probanden durch die Laufbandtherapie verbessert oder stark verbessert. In einigen Studien wird der Effekt durch zusätzliche Physiotherapie verstärkt.

Studie 1.12 vergleicht die Wirkung von Physiotherapie nach Bobath mit der Laufbandtherapie und stellt eine Überlegenheit der Laufbandtherapie fest. Gleichzeitig hält die Autorin aber zusätzliche Physiotherapie für ausgesprochen sinnvoll.

Alle Autoren stimmen bei sämtlichen untersuchten Krankheitsbildern überein, dass sich Laufbandtherapie und Physiotherapie sinnvoll ergänzen. In den Studien 1.8 und 1.9 wird sogar ein verstärkender Effekt belegt.

Studie 1.13 weist auf mögliche Therapiekombinationen hin. Die Autoren schreiben, dass eine Kombination von Lokomotionstherapie, neuen Medikamenten und funktioneller elektrischer Stimulierung in Zukunft beste Voraussetzungen schaffen könnte, um für querschnittsgelähmte Menschen bessere Programme zur Lokomotionsverstärkung zu erstellen. Die Autoren vergessen in ihrer Aufzählung die Physiotherapie, die wahrscheinlich so selbstverständlich innerhalb der Rehabilitation ist, dass sie gar nicht mehr Erwähnung findet. Den Autoren ging es um neue Therapieformen.

Die Durchführung der Studien erschwert sich, da wissenschaftlich fast immer mit Ausschluss-behandlungen gearbeitet wird, wobei entweder die eine oder die andere Therapieform zum Einsatz kommt. Hier sollte ein Umdenken erfolgen, da auch die Kombination zweier oder mehr Therapien erfolgreich sein kann. Die neurologischen Patienten wiesen folgende Krankheitsbilder auf:
- Querschnittlähmungen;
- Hemiparesen;
- Multiple Sklerose.

Dies sind gleichzeitig die häufigsten Krankheitsbilder in der Neurologie.

Die für die einzelnen Studien notwendige Patientenanzahl konnte somit erreicht werden.

Eine Studie über die Laufbandtherapie bei M. Parkinson war nicht zu finden, obwohl Parkinson mit einer Häufigkeit von 1 % aller über 60-jährigen Menschen mit zu den häufigsten neurologischen Krankheitsbildern gehört.

Patienten mit seltenen Krankheitsbildern werden selten in Studien untersucht.

▬▬▬ Was können Physiotherapeuten aus diesen Studien lernen?

- Eines der wichtigsten Therapieziele für Patienten mit Gehstörungen ist das Wiedererlernen und/ oder die qualitative und quantitative Verbesserung des Gehens.
- Mit der Gangschule sollte deshalb so früh wie irgend möglich begonnen werden.
- Nicht jeder Schritt muss im idealen Bewegungsmuster ausgeführt werden. Wichtig ist, dass das Gehen überhaupt geübt wird.
- Die Anzahl der Schrittwiederholungen ist wichtiger als die Schrittqualität, die sich zu einem späteren Zeitpunkt noch verbessern kann.
- Der Patient muss einen Willen zum Gehen haben. Ihm muss die Angst vor dem Gehen genommen und die Möglichkeit zum Gehen geschaffen werden.

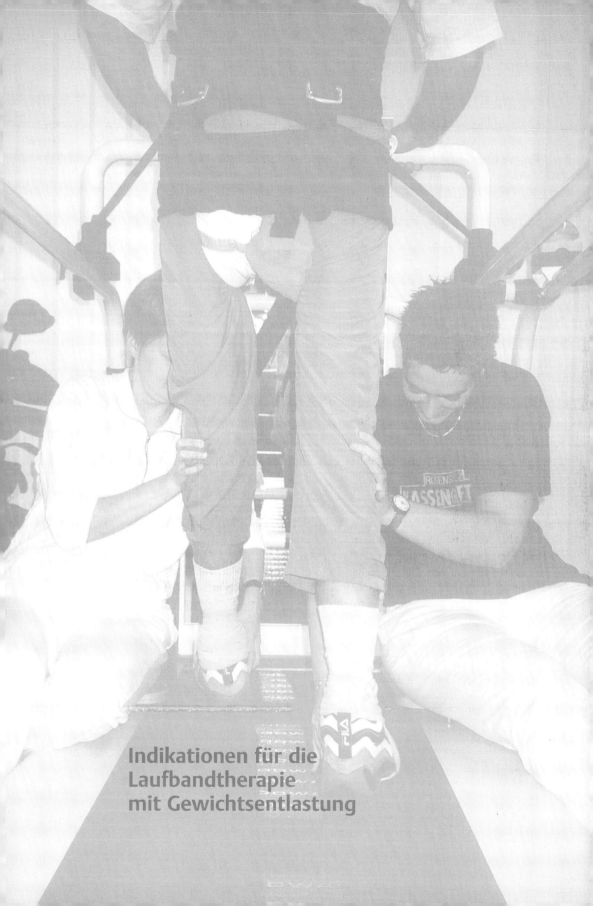

Indikationen für die
Laufbandtherapie
mit Gewichtsentlastung

2   Indikationen für die Laufbandtherapie mit Gewichtsentlastung

2.1   Indikationen bei verschiedenen Krankheitsbildern

In den verschiedenen Studien wurde jeweils mit einer Patientengruppe mit einem einzigen Störungsbild gearbeitet. Das ist sinnvoll, um ein eindeutiges Ergebnis zu erhalten. Würde man verschiedene Krankheitsbilder mischen, würde man Äpfel mit Birnen vergleichen.

Um die Wirksamkeit der Laufbandtherapie nachzuweisen, muss es noch weitere große Studien mit einer möglichst großen „Fallzahl" bei einem Krankheitsbild geben. Das ist eine Anforderung, die in der Neurologie besonders schwer zu erfüllen ist, da alle Krankheitsbilder sehr komplex und alle Patienten individuell sehr unterschiedlich betroffen sind. So ist – wie oft in der Medizin – bei jedem einzelnen Patienten die Indikation zur Laufbandtherapie neu zu überprüfen. An Hand der vielen Studienergebnisse, die heute bereits vorliegen, können aber bereits Empfehlungen zu Patienten mit verschiedenen Diagnosen ausgesprochen werden.

2.1.1   Hemiparesen

Was ist eine Hemiparese? Der Begriff beschreibt ein Symptom, das in Folge einer zentralen Läsion auftritt. Durch die Schädigung in einer Hirnhemisphäre kommt es auf der gegenüberliegenden Körperseite zu einer inkompletten Lähmung (Parese). Von Hemi*plegie* spricht man bei einer vollständigen Lähmung einer Körperseite.

Zu unterscheiden sind angeborene, frühkindlich erworbene und nach Abschluss der Hirnreife erworben Hemiparesen. Um letztere geht es im folgenden Text.

Ursachen erworbener Hemiparesen:
– Schlaganfall (Apoplexie);

– Tumoren;
– Traumen;
– Zustand nach Hirnoperation.

Die häufigste Ursache ist der Schlaganfall, meistens in Folge einer Embolie im Gehirn oder einer Blutung eines Aneurismas.

Drei Monate nach einem Schlaganfall können 25 % aller Betroffenen immer noch nicht selbständig gehen und sind auf einen Rollstuhl angewiesen (Skilbeck et al.1983, Wade et al. 1987, Jorgensen et al.1995, gefunden in einer Dissertation von Menzhausen, siehe Kap. 1.12). Von der in der Rehabilitation erreichten Mobilität hängt ab, ob ein Patient wieder arbeitsfähig wird und auch, ob er wieder soziale Aktivitäten entwickeln kann.

Die Neurologen Mauritz und Hesse forschen neben anderen Wissenschaftlern über den Nutzen der Laufbandtherapie bei Patienten mit Hemiparese. Ihre Studien wiesen nach, dass sich die Gehfähigkeit bei sehr vielen Patienten mit Laufbandtherapie im Gegensatz zu Patienten ohne diese Therapie wesentlich verbesserte. Als Ursache dieses positiven Effekts wird das *wiederholte (repetitive) Üben* vermutet.

In der konventionellen Physiotherapie wurde bisher angenommen, dass das Gehen in einzelnen Sequenzen geübt werden kann. Außerdem sollte Gehen nur im „idealen Muster" geübt werden, damit keine falschen Bewegungsmuster geprägt werden. Es erschien logisch, in der Physiotherapie erst richtige (einzelne) Bewegungsmuster zu üben und dann das Gehen.

In der Praxis und in Studien zeigt sich aber, dass Patienten mit Hemiparese mehr lernen, wenn sie das komplette Gangmuster üben, selbst wenn das auf Kosten der Bewegungsqualität geht. Patienten können die Qualität der Geh-

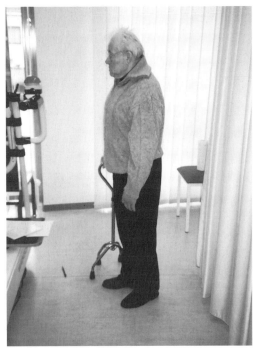 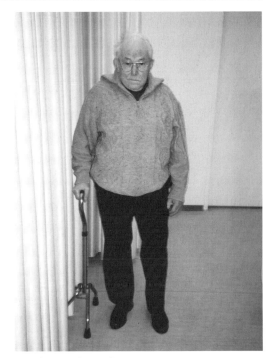

Abb. 2.1 Der Patient mit Hemiparese fühlt sich mit seiner Gehhilfe noch unsicher.

bewegungen weiter verbessern, wenn sie die Gehfähigkeit erst einmal erreicht haben.

Oft ist wiederholtes Üben am Anfang der Rehabilitation gar nicht realisierbar. Erst das Laufband verbunden mit Gewichtsentlastung bringt den entscheidenden Fortschritt. Sehr frühes Üben des Gehens und häufiges Wiederholen sind damit möglich.

Selbst wenn mit der Laufbandtherapie erst zu einem späten Zeitpunkt in der Rehabilitation begonnen wird, z. B. weil diese Therapie vorher nicht zur Verfügung stand, können immer noch erstaunliche Erfolge erzielt werden. In Studien wurde nachgewiesen, dass ein Beginn der Laufbandtherapie in den ersten vier Wochen den besten Erfolg bringt. Ist der Patient in diesen ersten vier Wochen dazu nicht in der Lage, spielt der Zeitpunkt des Beginns keine entscheidende Rolle mehr für den Erfolg.

Dass die Gehqualität auch bei gehfähigen Patienten weiter verbessert werden kann, wies ich in einer Einzelfallstudie an zwei gehfähigen Pa-

tienten mit Hemiparese nach. Beide Patienten hatten völlig verschiedene Voraussetzungen. Patient A war eher hypoton, Patientin B eher hyperton. Der Tonus wurde bei beiden Patienten reguliert, der Gehrhythmus verbesserte sich, die Schrittlänge wurde größer und gleichmäßiger. Das Gehen wurde ökonomischer (siehe Kap. 1.15).

Als Therapievoraussetzung beschreibt Hesse (in der Zeitschrift Physiotherapie 6/2000) dass
– der Patienten frei an der Bettkante sitzen können sollte,
– der Patient kardiovaskulär ausreichend belastbar ist und
– dass keine schwerwiegenden Kontrakturen vorliegen.

Es ist nicht Voraussetzung, dass die Patienten selbst stehen können. Störungen der Kognition, der Kommunikation oder der Wahrnehmung wie ein Neglet-Syndrom mit Pushersymptomatik sind keine Ausschlusskriterien.

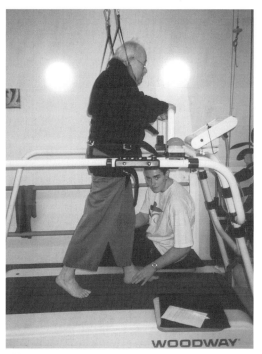

Abb. 2.**2** Unter Gewichtsentlastung und mit Unterstützung der Therapeutin in der Doppelstandphase.

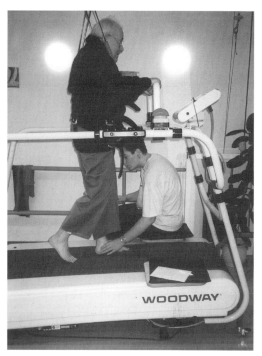

Abb. 2.**3** Die Therapeutin unterstützt den Fuß für die bevorstehende Gewichtsübernahme des Standbeins.

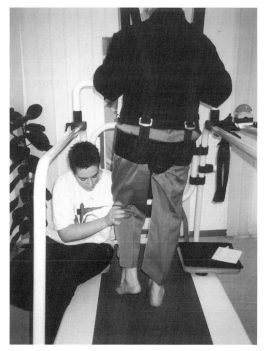

Abb. 2.**4** Die Therapeutin führt das Schwungbein.

Gute Erfolge beim (Wieder-)Lernen des Gehens sind aber nicht ausschließlich auf die Laufbandtherapie zurückzuführen. Die Kombination „Physiotherapie auf neurophysiologischer Basis" und Laufbandtherapie ist, in dieser Reihenfolge, wichtig. Dies wiesen Scheidtmann und Mitarbeiter (1999) in einer Studie mit 23 nicht gehfähigen Patienten mit Hemiparese nach. Es wurde gezeigt, dass die Gehfähigkeit die größte Verbesserung erfuhr, wenn zuerst die Physiotherapie und danach die Laufbandtherapie erfolgte. Die Autoren sehen als mögliche Ursache für den Erfolg die Einhaltung dieser Reihenfolge. Es wird zuerst Rumpf- und Beckenstabilität geschaffen, und darauf baut das Gehen dann auf.

Die Abbildungen 2.**1** bis 2.**4** zeigen einen Patienten mit Hemiparese, der das Gehen auf dem Laufband mit Hilfe seiner Therapeutin übt.

2.1.2 Querschnittlähmungen

Eine Querschnittlähmung oder Querschnittläsion ist eine vollständige oder teilweise Schädigung des Rückenmarks z. B. nach Wirbelfraktur, medialem Bandscheibenvorfall, Rückenmarkskontusion, bei Syringomyelie, Multipler Sklerose und spinalen Tumoren.

Die Ursachen einer Querschnittlähmung können traumatisch oder nicht traumatisch bedingt sein. Unfälle machen zwei Drittel der Ursachen aus.

Traumatische Ursachen:
– 41 % Verkehrsunfälle;
– 21 % Sportunfälle;
– 18 % Berufliche und häusliche Unfälle;
– 4 % Fremdverletzungen;
– 3 % Suizidversuche.

Krankheitsbedingte Ursachen:
– Tumoren (Neoplasien);
– Neurodegeneration;
– Vaskuläre Genese;
– Infektionen;
– Latrogene Genese.

Weitere statistische Zahlen:
– 70 % aller Patienten sind männlich, 30 % weiblich.
– 65 % aller Patienten sind Paraplegiker, 35 % sind Tetraplegiker.
– Das Durchschnittsalter der Unfallpatienten beträgt 38,2 Jahre, bei den erkrankten Patienten 50,2 Jahre.

Der neurologische Befund zeigt nach Kaiser (1998) bei einer kompletten Querschnittlähmung einen Totalausfall:
– der protopathischen und epikritischen Sensibilität,
– des Sympathikus und im geringeren Ausmaß des Parasympathikus,
– der pyramidalen und extrapyramidalen Motorik.

Der motorische Befund wird gemäß der Muskelkraftprüfung nach der internationalen Bewertungsskala von 0 bis 5 durchgeführt.

Bei einer *kompletten Querschnittlähmung* werden keine afferenten Reize bewusst empfunden, keine bewussten Efferenzen erreichen ihre Effektoren.

Bei einer *inkompletten Querschnittlähmung* werden nur wenige Afferenzen bewusst wahrgenommen und diese lösen oft nur unzureichende Efferenzen aus. Es ist wichtig zu wissen, dass es nur bei wenigen Patienten zu einer kompletten Durchtrennung oder zum Abriss des Myelons kommt. Entstehen könnte eine komplette Durchtrennung z. B. durch Knochensplitter oder durch eine Schussverletzung.

Schwierig bleibt für den Patient die Frage: „Warum kann ich nicht gehen, obwohl mein Rückenmark nur wenig verletzt wurde?"

Die Ursachen sind ein primärer Gewebeschaden der versorgenden Gefäße, der Hüllen des Rückenmarks und am Myolon selbst.

Ursachen eines sekundären Gewebeschadens sind z. B. Einblutungen durch die verletzten Gefäße, mechanische Reize, Zerrung oder Stauchung des Nervengewebes, Entzündungen oder ein Rückenmarksödem.

Wernig (1995, 1999) weist in seinen Studien nach, dass sich die besten Ergebnisse bei einer Laufbandtherapie mit Patienten mit inkompletten Querschnittlähmungen zeigen. Das ist unabhängig davon, ob die Querschnittlähmung akut oder bereits länger vorhanden ist (siehe Kap. 1.6 und 1.7).

Patienten mit kompletter Querschnittlähmung kommen nach dem heutigen Stand der Forschung nicht für die Laufbandtherapie in Frage, zu mindestens nicht mit dem Therapieziel „Gehen lernen". Trotzdem können auch diese Patienten von der Therapie profitieren – mit anderen Zielen. Zu den Therapiezielen gehören neben der Aufrichtung, der Mobilisation und der Osteoporoseprophylaxe auch das Training des kardiopulmonalen Systems und die Thromboseprophylaxe. Damit kann diese Therapie entscheidend zur Verbesserung der Lebenserwartung der Patienten beitragen. Bei sehr schwer betroffenen Patienten sind Herz-Lungen-Funktionen ohne Laufbandtherapie schwierig zu trainieren bzw. auf ausreichendem Niveau zu halten.

Inkomplette Querschnittlähmungen gehören zu den Hauptindikationen der Laufbandtherapie. Die günstigsten Prognosen haben Patienten mit spastischen Lähmungen, unabhängig vom Alter des Patienten und vom Zeitpunkt des Beginns der Therapie.

Es wurden bei diesen Patienten signifikante Verbesserungen der Gehfähigkeit erzielt. Um diese Chance zu nutzen und sie möglichst vielen inkomplett gelähmten Patienten zu bieten, lohnt es sich, diese Therapie in allen entsprechenden Kliniken anzubieten.

Der zweite Schritt wäre dann, diese Therapie auch ambulant zu ermöglichen, denn erwartungsgemäß wird die Zeit der stationären Therapie in Zukunft kürzer werden. Die Patienten haben nach drei oder vier Wochen das (mögliche) Therapieziel aber noch nicht erreicht. Dieses Ziel ist die Verbesserung der Gehfähigkeit bis hin zur maximal erreichbaren Quantität und Qualität, zum ökonomischen Gehen.

Bei der Befundung eines Querschnittpatienten muss bei inkompletten Paresen das Ausmaß der Schädigung genau ermittelt werden. Dazu gehören Störungen der Motorik, der Sensibilität und vegetativer Funktionen (Kreislauf, Wärmeregulation, Atmung, Sexualfunktion, Blasen- und Darmfunktion). Alle Funktionsstörungen können in ganz unterschiedlichem Ausmaß auftreten.

Läsionshöhen und Ausfälle (nach Hummelsheim 1995)

Für das Erscheinungsbild der Querschnittlähmung und die Prognose bezüglich zu erreichender Selbständigkeit ist die Läsionshöhe entscheidend.

- *Schädigungen oberhalb C3/C4* sind schwer mit dem Leben vereinbar, die Atemmuskulatur ist betroffen.
- *Schädigung bei C4:* Thorakal- und Bauchmuskulatur sind betroffen, atmen ist eingeschränkt möglich, abhusten ist erschwert, keine Handfunktion, Transfer nur mit Hilfe möglich.
- *Schädigung bei C5:* Tetraplegie, Diaphragma, M. deltoideus und M. biceps brachii sind funktionsfähig, Therapieziel: Funktionshand.
- *Schädigung bei C6:* Unterarmmuskeln intakt, Funktionshand möglich, husten, an- und ausziehen, umdrehen mit Hilfe möglich, Transfer mit Rutschbrett, waschen, kämmen und evtl. Schreibmaschine schreiben selbständig möglich.
- *Schädigung bei C7/C8:* Handextensoren und -flexoren intakt, Funktion der Fingermuskulatur eingeschränkt, die meisten Patienten können sich selbständig waschen, anziehen, drehen, den Transfer in den Rollstuhl bewerkstelligen und mit einem umgebauten Auto fahren.
- *Schädigung von TH1/TH6:* Paraplegie, Arm- und Handfunktion intakt, evtl. Sensibilitätsstörungen, Atmung eingeschränkt.
- *Schädigung ab und unterhalb TH7:* Patienten können selbständig werden.
  Der Grad der Selbständigkeit ist von der Frage abhängig, ob ein kompletter oder ein inkompletter Querschnitt vorliegt.

▬▬ Voraussetzungen für das Laufbandtraining mit Querschnittgelähmten

– Der Patient muss belasten dürfen.
– Er muss einen relativ stabilen Rumpf haben.
– Seine Arme müssen zu mindestens etwas stützen können.
– Die Querschnittlähmung sollte inkomplett sein, der Patient sollte mindestens eine schwache Restfunktion in seiner Bein- und Beckenmuskulatur haben. Falls erforderlich werden Hilfsmittel wie Orthesen oder Bandagen genutzt.

➤ **Hinweis:** Karin Kaiser publizierte dazu eine sehr interessante Arbeit in der Zeitschrift „Physiotherapie" 9/1998, Seite 1512–1517: *Das Lokomotionstraining auf dem Laufband bei querschnittgelähmten Patienten – Grundlagen und die Beziehung zu PNF*.

Die Arbeit berichtet von der praktischen Umsetzung von Forschungsergebnissen von Professor Wernig (siehe Kap. 1.6 und 1.7), kombiniert mit dem PNF-Konzept.

Kaiser schreibt: „Das Training auf dem Laufband ist in Verbindung mit dem Kabat/Knott-Konzept der propriozeptiven neuromuskulären Fazilitation (PNF) eine sinnvolle Therapiekombination, basierend auf menschlichen und wissenschaftlichen Erkenntnissen."

In ihrer Untersuchung mit 27 querschnittgelähmten Patienten waren am Ende der Studie
– 3 Patienten gehfähig ohne Hilfsmittel,
– 7 gehfähig zu Hause mit Hilfe des Rollators,
– 9 gehfähig mit zwei Gehhilfen für 100 Meter und
– nur weitere 9 Patienten erreichten keine Gehfähigkeit.

Wesentlich erscheint auch hier die Kombination von Physiotherapie auf neurophysiologischer Grundlage mit der Laufbandtherapie, um den bestmöglichen Erfolg erzielen zu können.

Auf dem Gebiet der medikamentösen Therapie gibt es interessante Forschungsergebnisse (siehe Kap. 1.13).

Die funktionelle Elektrostimulation ist eine weitere Möglichkeit, die in der Behandlung Querschnittgelähmter hilfreich sein könnte (Kern 1995). Aber auch hier ist noch viel Forschungsarbeit nötig.

▬▬ Therapieziele beim Laufbandtraining mit Querschnittgelähmten

Der inkomplett Gelähmte soll die Möglichkeiten, wieder gehen zu lernen, maximal ausschöpfen können. Der Patient übt auf dem Laufband in physiologischen Bewegungsmustern und mit zunehmender Gewichtübernahme und möglichst unter Einsatz seines Armpendels.

Seine Ausdauer wird dabei ebenfalls trainiert.

Der Patient lernt, seinen Gehrhythmus anzupassen, schnell und langsam, bergauf und bergab zu gehen und plötzliches stehen bleiben. Das Fernziel ist das freie Gehen.

Fallbeispiel

Bei einer sehr gut gehfähigen Patientin mit einer inkompletten Querschnittlähmung kam ich zunächst nicht auf die Idee, ihr die Laufbandtherapie anzubieten. Andere Probleme standen im Vordergrund. Sie war durch eine Zyste am Rückenmark über Nacht querschnittgelähmt. Damals war sie 14 Jahre alt. Ihr mussten drei Wirbelbögen im thorakolumbalen Übergang operativ entfernt werden, um die Zyste zu entfernen.

In einer langen Rehabilitationszeit lernte sie vor über 16 Jahren wieder gehen; ohne Laufband. 10 Jahre später lernte ich sie kennen. Sie kam wegen Rückenschmerzen zur Therapie.

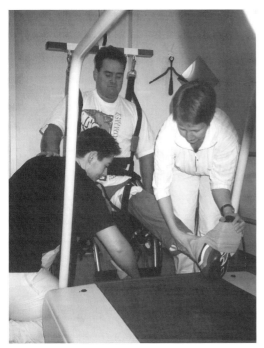

Abb. 2.**5** Der Patient mit inkompletter Querschnittlähmung wird für das Laufbandtraining vorbereitet. Die Füße werden in den Sprunggelenken in die Nullstellung bandagiert.

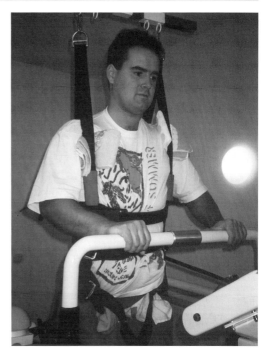

Abb. 2.**6** Der Patient erlebt die Gewichtsentlastung.

Sie konnte lange Wegstrecken von 2–4 km zurücklegen. Aber häufiges Stehen bleiben, z. B. beim Einkaufen oder bei Ausstellungsbesuchen, führte zu großen Beschwerden. Auch die Qualität ihrer Gehbewegungen war nicht gut.

Mit dem Ziel, die Qualität des Gehens zu verbessern, wollten wir eine Therapie auf dem Laufband starten. Ihre Krankenkasse stimmte zu.

Nach nur 6 Wochen wurde meine Patientin von Freunden, die nicht informiert waren, auf ihr wesentlich verbessertes Gangbild angesprochen. Sie sagte danach wörtlich: „Jetzt brauche ich nicht mehr darüber nachzudenken, damit ich richtig gehe." Ihr korrigiertes Gehen war automatisiert.

Die Abbildungen 2.**5** bis 2.**7** zeigen einen Patienten mit inkompletter Querschnittlähmung.

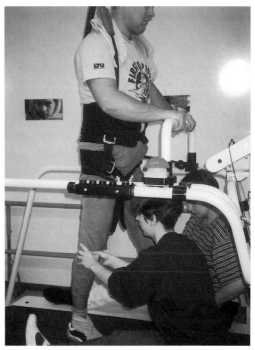

Abb. 2.**7** Die Therapeutin schützt das Kniegelenk des inkomplett querschnittgelähmten Patienten.

2.1.3 Multiple Sklerose (Encephalomyelitis disseminata)

Die Multiple Sklerose (MS) ist eine primär entzündliche Erkrankung des ZNS mit herdförmiger Entmarkung. Sie tritt zwischen dem 20. und 40. Lebensjahr gehäuft bei Frauen auf. In ca. 3–12 % gibt es eine familiäre Häufung.

Die Häufigkeit dieser Erkrankung liegt in Europa nördlich des 46. und in Amerika nördlich des 38. Breitengrades bei ca. 30–60 pro 100 000 Einwohner.

Die klinische Symptomatik der MS ist vielfältig. Es zeigen sich

– extrapyramidale Symptome,
– Vorderhornsymptome,
– zerebrale spastische Paresen,
– Sensibilitätsstörungen,
– zerebelläre Ataxie,
– Retrobulbärneuritis,

– Hirnstammsymptome (Augenmuskellähmungen, Blickparesen, Dysarthrie, Schluckstörungen),
– spinale Symptome (Querschnittsymptomatik, Blasen- und Mastdarmstörungen).

Als Komplikationen können Pneumonien, Thrombosen, Dekubitus oder auch Harnwegsinfektionen auftreten. Psychische Symptome treten vor allem in späteren Stadien auf.

Laufens (1999) forschte über die Kombination von Vojta-Therapie und Laufbandtherapie bei MS-Patienten. Je weniger der Patient betroffen ist, um so besser sind die Therapieergebnisse. Die Kombination beider Therapien wirkt als Verstärker. Über die Kombination und die Wirkungsweise von Laufbandtherapie mit anderen neurophysiologischen Behandlungstechniken bei MS wurde leider bisher nicht geforscht. Das aber auch andere neurophysiologische Behandlungstechniken erfolgreich sind, gilt als erwiesen. Es ist also denkbar, dass auch andere physiotherapeutische Methoden kombiniert mit der Laufbandtherapie Erfolge bringen.

Besonders bei der progredient verlaufenden MS hängt der Erfolg aller Therapien vom Verlauf und vom Stadium der Erkrankung ab. Weiter gilt, dass Ergebnisse nicht verallgemeinert werden können. Leider auch nicht die Positiven. Einzelne Patienten aber berichten von guten Erfolgen (vgl. Kap. 9). In jedem Fall kann für bestimmte Zeiteinheiten die Lebensqualität – oft entscheidend – verbessert werden. Das Erhalten der Gehfähigkeit ist in jedem Fall ein großer Gewinn.

> **Hinweis:** In der Sauerlandklinik Hachen wurden ebenfalls Studien über die Laufbandtherapie bei MS-Patienten gemacht. Interessierte mögen sich an diese Klinik wenden.

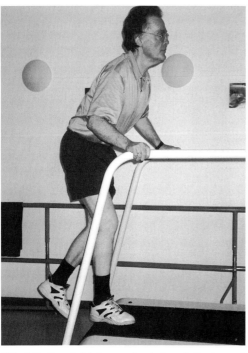

Abb. 2.**8** Das Aufsteigen gelingt dem Patienten mit MS ohne Hilfe.

Die Abbildungen 2.**8** bis 2.**10** zeigen einen Patienten mit Multipler Sklerose.

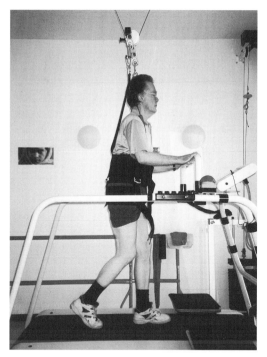

Abb. 2.**9** Zu Beginn des Gehtrainings hält sich der Patient noch am Haltegriff fest.

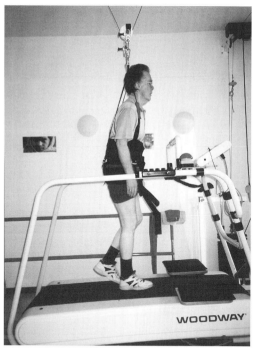

Abb. 2.**10** Schließlich geht er mit freien Armen.

2.1.4 Schädelhirntrauma

Schädelhirntraumen (SHT) lassen sich in leichte, mittelschwere, schwere und schwerste Traumen einteilen. Stets sind Komplikationen und Begleitverletzungen zu beachten.
Komplikationen:
- zerebrale Krampfanfälle,
- Pneumonien,
- Sepsis,
- Lungen- und Nierenversagen,
- Thrombosen,
- anhaltende vegetative Instabilität.

Die vegetative Instabilität ist durch Tachykardie, erhöhten Blutdruck, starkes Schwitzen, Muskeltonuserhöhung, motorische Unruhe und gesteigerte Bronchialsekretabsonderung gekennzeichnet.

Das motorische Störungsbild hängt von der Lokalisation der Schädigung ab. Es können folgende Krankheitsbilder auftreten:
- Hemiparese,
- Tetraperese,
- Ataxie,
- posttraumatischer Parkinsonismus,
- Athetose,
- Dystonie,
- Mischbilder,
- Wahrnehmungsstörungen,
- Sensibilitätsstörungen,
- neuropsychologische Defizite und
- Gedächtnisstörungen.

Patienten mit Zustand nach Schädelhirntrauma haben ganz individuelle zentralmotorische Störungen. Die Physiotherapie muss entsprechend individuell und befundgerecht ausgerichtet

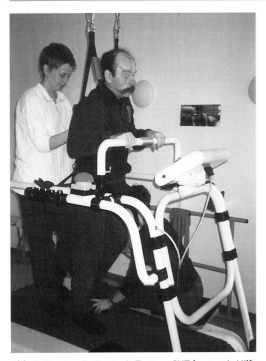

Abb. 2.**11** Der Patient mit Zust. n. SHT kann mit Hilfe der Therapeutin auf das Laufband steigen.

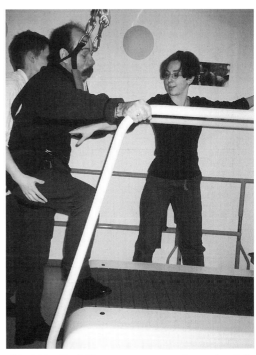

Abb. 2.**12** Zwei Therapeuten unterstützen das Gehtraining.

sein. Die Behandlungsziele sind von Patient zu Patient unterschiedlich und es ist gut, wenn den Therapeuten eine große Auswahl von Behandlungskonzepten zur Verfügung stehen. In der Frühphase stehen physiotherapeutisch das Lagern der Patienten und die Thrombose- und Pneumonieprophylaxe im Vordergrund, Erfolge zeigen Musiktherapie, sensorische Stimulation u. ä. Angebote.

Mit der Laufbandtherapie kann bei diesen Patienten begonnen werden, wenn ein relativ stabiler Sitz an der Bettkante erreicht ist. Es ist keine Voraussetzung, dass der Patient ansprechbar ist.

Zur Durchführung der Laufbandtherapie werden bei diesen SHT-Patienten oft drei Physiotherapeuten gebraucht. Oft ermöglichen oder erleichtern erst Hilfsmittel wie Orthesen und Bandagen das Gehen auf dem Laufband.

> **Hinweis:** An dieser Stelle sei das Buch von S. Freivogel, *Motorische Rehabilitation nach Schädelhirntrauma,* Pflaum Verlag 1997, empfohlen.

Die Abbildungen 2.**11** und 2.**12** zeigen einen Patienten mit Zustand nach SHT (und schweren Gesichtsverletzungen).

2.1.5 Erworbene neurologisch bedingte Gehstörungen

Um den Rahmen dieses Buches nicht zu sprengen, seien hier nur wenige Erkrankungen genannt. Gehstörungen treten auf bei
- Myopathien,
- Polyneuropathien,
- Erkrankungen der Vorderhornzellen,

- Funktionsstörungen des Rückenmarkes,
- Erkrankungen der Basalganglien, wie Chorea, Athetose, Dystonie oder Parkinson (siehe Kap. 2.1.6)
- Syndromen des Hirnstammes und
- entzündlichen Erkrankungen des Nervensystems.

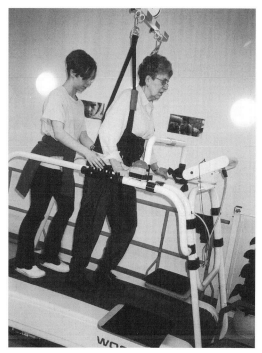

Zu keiner der genannten Erkrankungen habe ich Studien zur Laufbandtherapie gefunden. Hier muss – wie oft in der Physiotherapie – befundgerecht behandelt und entschieden werden. Gerade bei Ataxie-Patienten kann die Laufbandtherapie eine Gangschule ermöglichen, die ohne das Laufband nicht möglich wäre.

Bei vielen Muskelerkrankungen ist zu diskutieren, ob nicht eine Laufbandtherapie die Gehfähigkeit länger erhalten könnte. Hier sind die Reha-Zentren aufgefordert, entsprechende Studien durchzuführen.

Polyneuropathie-Patienten sollen sich viel bewegen, um Muskelatrophien vorzubeugen.

In diesem Sinne und als Immobilitätsprophylaxe ist die Laufbandtherapie sicher gut einzusetzen.

Abb. 2.**13** Die Patientin mit zerebellärer Ataxie benötigt noch die Haltegriffe.

Zu den Syndromen des Hirnstammes gehört auch die zerebelläre Ataxie. Björn Hauptmann schreibt 1998 in dem Buch „Neurologische Rehabilitation" auf Seite 199 (in Hummelsheim 1998): *„Definierte verbindliche Therapieanweisungen oder kontrollierte Studien zur Behandlung zerebellärer Symptome liegen nicht vor."*

Davor schreibt er, dass die Schulung von fein- und grobmotorischen Bewegungsabläufen von großer Bedeutung sei. Der Behandlungsplan soll auf die verbesserte Sicherheit und Zuverlässigkeit im Alltag ausgerichtet sein. Es sollen komplexe zielgerichtete Bewegungsabläufe der oberen und unteren Extremitäten geübt werden. Mit Widerständen, taktilen, optischen und akustischen Reizen soll die Sicherung des Standes und das Gehen geübt werden. Hier bietet sich wieder das Laufband an. Auf dem Laufband lassen sich diese Forderungen erfüllen. Weiter fordert Hauptmann die Schulung von Gleichgewicht, die Beeinflussung des Muskeltonus und die Anregung der Oberflächen- und Tiefensensibilität. Auch dafür eignet sich das Laufband.

Bei allen neurologischen Erkrankungen muss im Einzelfall entschieden werden, ob das Laufbandtraining mit seinem gesamten Aufwand für den Patienten die richtige Therapie ist. Klar ist, dass die meisten dieser Erkrankungen nicht heilbar sind und darum nur symptomatisch behandelt werden können, mit oder ohne Laufband.

Die Abbildungen 2.**13** bis 2.**15** zeigen das Laufbandtraining bei einer Patientin mit einer zerebellären Ataxie.

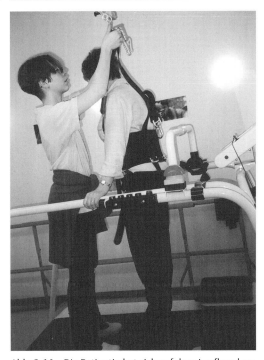

Abb. 2.**14** Die Patientin hat sich auf dem Laufband gedreht und wird von der Therapeutin neu in den Entlastungsgurt gehängt, um dann „bergab" zu gehen.

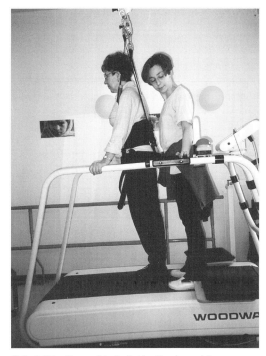

Abb. 2.**15** Nun geht die Patientin „bergab".

2.1.6 Morbus Parkinson

Morbus Parkinson ist gekennzeichnet von einer langsam fortschreitenden Degeneration im ZNS besonders im Hirnstammbereich.

Das Gangmuster weist in der Regel folgende Abweichungen auf (Whittle 1991):
– Der Patient hat Probleme, die Gehbewegung zu beginnen und zu beenden.
– Der Patient hat Probleme, während des Gehens die Richtung zu ändern.
– Die Schrittlänge nimmt ab, die Schrittbreite nimmt zu.
– Der Patient nimmt in Rumpf, Hüften und Kniegelenke eine Flexionshaltung ein.
– Der Gang wirkt träge.
– Armschwung und Rumpfrotation fehlen fast ganz.
– Rumpfrotation findet nicht entgegengesetzt der Beckenrotation statt.

– Die Fußabrollung ist vermindert, der Patient hat einen schlurfenden Gang.

Folgende weitere Symptome sind kennzeichnend für Parkinson-Patienten: Rigidität, Tremor, posturale Instabilität, Hypokinese, Antriebsstörung, vegetative Störungen und Sprachstörungen.

Neben guten medikamentösen Behandlungsmöglichkeiten bleibt die Indikation für Physiotherapie bestehen. Der Gangschule kommt eine besondere Bedeutung zu. Es ist gut vorstellbar, das Parkinson-Patienten von der Laufbandtherapie profitieren können, weil es sich dabei um „Gangschule" handelt.

Gerade der Beginn des Gehens bei vorhandener Anlaufproblematik kann mit vielen Wiederholungen geübt werden. Die Schrittlänge kann vergrößert werden, der Gangrhythmus kann durch die vielen Wiederholungen auf dem Laufband verbessert werden.

Weitere mögliche Ziele:
- Bessere Kontrolle über die Becken-Rumpf-bewegungen;
- Reziproke Armbewegungen;
- Mehr Sicherheit beim Gehen;
- Erreichen eines dynamisches Gangmusters;
- Bessere Aufrichtung.

Fallbeispiel

Hier möchte ich einen Einzelfall schildern. Einem noch gut gehfähigen Parkinson-Patienten bot ich die Laufbandtherapie zur Verbesserung seiner Gehqualität an. Anlaufprobleme hatte dieser Patient damals noch nicht. Nach der ersten Behandlungseinheit auf dem Laufband sagte er, er wüsste jetzt, warum sein Neurologe ihn immer fragen würde, ob er genug spazieren ginge. Seitdem gehe er täglich eine bestimmte Wegstrecke. Das Behandlungsziel, die verbesserte „Anwendung" im Alltag, war damit schon nach einer Behandlung erreicht. Die Einsicht bzw. Selbsterkenntnis des Patienten war entscheidend.

Auch schwerer betroffene, nicht mehr gehfähige Patienten können auf dem Laufband die Angst vor den Gehen durch den Gurt, der ihnen Halt gibt, verlieren.

Bei schwerer betroffenen Patienten gibt es häufig das Problem der Ablehnung aller Therapien. Um so wichtiger erscheint die rechtzeitige Therapieaufnahme und dadurch eine bessere Motivation der Patienten, weil sie frühzeitig kleine oder größere Erfolge erleben.

2.1.7 Rheuma

Eigentlich ist Rheuma nur das Symptom. Rheuma heißt: *der fließende Schmerz*. Die Erkrankung, die dahinter steckt, ist die rheumatoide Arthritis oder chronische Polyarthritis.

Bei Patienten mit rheumatischen Erkrankungen ist die Gewichtsentlastung sehr hilfreich.

Oft ist erst dadurch ein schmerzfreies Gehen ohne Ausweichbewegungen möglich. Rheuma-Patienten sollten sich viel bewegen. Aber dies ist häufig nur unter großen Schmerzen möglich. Das führt dazu, dass diese Patienten einfach weniger gehen und wenn, dann mit Ausweichbewegungen. Für die Therapie rheumatischer Kinder wurden deshalb sogenannte Laufräder entwickelt.

Besonders die oft betroffenen Sprunggelenke der Patienten können sowohl auf dem Laufrad als auf dem Laufband mobilisiert werden und mögliche Gehstrecken können verbessert werden. Beiden Therapien liegt die gleiche Idee zugrunde: Schmerzfreies Bewegen unter Entlastung vermittelt wieder Bewegungsfreude.

Weitere Vorteile des Laufbandes sind:
- Ein freier Armschwung ist möglich. Der Patient braucht sich nicht, wie beim Gehen mit Unterarmstützen oder anderen Hilfsmitteln, auf seine ebenfalls oft betroffenen Hände zu stützen.
- Kreislauftraining ist möglich.
- Das Gehtraining kann trotz reduzierter Belastung als Osteoporoseprophylaxe genutzt werden.
- Biomechanisch ist die Bewegung der Gelenke von großer Bedeutung, auch wenn diese teilweise zerstört oder subluxiert sind. Beim Gehen auf dem Laufband erreicht man alle Beingelenke und die kleinen Wirbelgelenke in ihrer Funktion.
- Die Entlastung durch die Aufhängevorrichtung schont die Gelenke. Die alternierenden Bewegungen fördern die Ernährung der Gelenke.
- Psychologische positive Aspekte sind, dass die Betroffenen ausgesprochen angenehm, endlich schmerzfrei oder zu mindestens schmerzarm gehen können. Es ist motivierend, sich wieder mehr zu bewegen.

2.1.8 Orthopädisch und chirurgisch bedingte Indikationen

Patienten, die noch nicht voll belasten dürfen, z. B. nach Frakturen, nach Umstellungsosteotomien, mit Knie- oder Hüftgelenks-Endoprothesen oder mit Weichteilverletzungen, profitieren sehr von der Laufbandtherapie mit Gewichtsentlastung. Sie können ohne Stützaktivität der Arme das Gehen üben. Durch den möglichen Armpendel wird das Gehen physiologischer.

Hesse et al. zeigten in einer wissenschaftlichen Studie bei Patienten mit Hüftgelenks-Totalendoprothesen (1999, siehe Kap. 1.10) die Wirkungsweise der Laufbandtherapie im Vergleich zum Gehen mit Unterarmstützen.

Ergebnis:
- Die Patienten mit Laufbandtherapie zeigten ein deutlich gleichmäßigeres Gangbild.
- Der M. gluteus medius, war besonders auf der betroffenen Seite deutlich aktiver und die Patienten gingen hinkfrei.
- Die Schrittlänge war größer und
- die Schrittfrequenz niedriger.

Häufig haben die Patienten das Problem, dass das Hinken zur Gewohnheit wird. Mit der Laufbandtherapie kann das falsche Bewegungsmus-

ter schnell abtrainiert werden; vorausgesetzt es bestehen keine Bewegungseinschränkungen. Wenn die Therapie einsetzt, sobald der Patient teil belasten darf, kann das Hinken ganz vermieden werden.

Die Laufbandtherapie ersetzt auch bei diesen Patienten nicht die manuellen, mobilisierenden Techniken der Physiotherapie. Sie bietet aber den Vorteil, erreichte Mobilität effektiver funktionell nutzen zu können. Auch die Kondition lässt sich schneller verbessern. Das ist besonders nach Entlastungszeiten ein wichtiges Therapieziel und natürlich ganz besonders bei Sportlern, insbesondere bei Leistungssportlern, von großer Bedeutung.

Orthopädisch/traumatologische Patienten haben den großen Vorteil, das Gehen nicht neu bahnen zu müssen. Liegen keine Verletzungen des peripheren Nervensystems vor, können sie sofort in richtigen Bewegungsmustern üben.

Abbildung 2.**16** zeigt ein Mädchen, das nach Umstellungsosteotomie am rechten Hüftgelenk auf dem Laufband trainiert.

2.1.9 Amputationen der unteren Extremität

Für die Prognose und die Gestaltung der Therapie muss zunächst die Höhe der Amputation berücksichtigt werden. Je höher das Amputationsniveau, desto größer die Gehprobleme. Weiter spielt die Ursache eine erhebliche Rolle. Patienten, die nach einem Unfall mit einer Amputation leben müssen, haben funktionell günstigere Prognosen als Patienten mit internistischen Erkrankungen, z. B. schweren Durchblutungsstörungen, bei Diabetes mellitus oder gar mit zusätzlichen neurologischen Ausfällen.

Ist der Patient prothetisch gut versorgt und kann voll belasten, braucht man prinzipiell keine Laufbandtherapie mit Gewichtsentlastung. Dennoch bietet dieses Verfahren eine ideale Möglichkeit, Gangzyklen und -abläufe auch

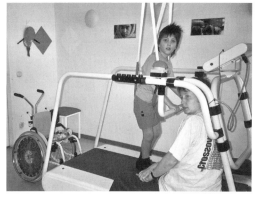

Abb. 2.**16** Das Mädchen übt das gehen teilbelastet nach Umstellungsosteotomien an beiden Hüfgelenken. Sie hat außerdem eine ICP.

bei diesen Patienten zu schulen und Gehstrecken zu trainieren.

Unabhängig von Höhe und Ursache einer Amputation besteht stets das Problem, dass der Patient die letzte Standbeinphase, den aktiven Abdruck, mit keiner Prothese durchführen kann.

➤ **Hinweis:** Beckers u. Deckers beschreiben in ihrem Buch *Ganganalyse und Gangschulung*, Springer Verlag 1997, S. 119f, sehr ausführlich und verständlich die verschiedenen Gangmuster und deren Abweichungen bei unterschiedlichen Amputationen.

Es gibt gute Erfahrungen zur Laufbandtherapie, wenn durch Schmerzen oder ein anderes Problem ein Gewohnheitshinken entstanden ist. Die anfängliche Gewichtentlastung erzeugt beim Patienten ein Gefühl der Leichtigkeit, dann ist es einfacher, ihm das falsche Gehmuster abzutrainieren.

2.1.10 Kompletter Querschnitt mit Chip-Implantation

Großes Aufsehen erregte folgende Operation: An der Universität Montpellier in Frankreich leitet Professor Pierre Rabischong das Projekt „Stehe auf und gehe".

Komplett querschnittgelähmten Patienten wird operativ ein elektronischer Chip implantiert, der die Weiterleitung der Nervenimpulse gewährleisten soll.

Professor Rabischong warnt noch vor übertriebenen Hoffnungen. In Europa gibt es ca. 300 000 Gelähmte. Sie sind mit einem Durchschnittsalter von 31 Jahren noch sehr jung. Nicht alle Gelähmten kommen für diese Operation in Frage. Sie müssen einen sehr guten Allgemeinzustand mit guter Kondition besitzen und die Schädigung muss zwischen den 4. und 11. Brust-

wirbel liegen. Vor der Operation werden die Beinmuskeln mit Hilfe äußerer Stimulatoren trainiert.

Auch nach einer erfolgreichen Operation werden die Betroffenen weiterhin auf Gehhilfen, Achsel-Stützen, Unterarmstützen oder Rollatoren, angewiesen sein. In den Gehhilfen sollen die Kontrollknöpfe für das System eingebaut sein. Den größten Teil ihrer Zeit werden die Patienten trotz diese Operation weiterhin im Rollstuhl verbringen müssen.

Das deutsche Fraunhofer Institut für Biomedizinische Technik hat an dieser Entwicklung mitgearbeitet. Die Forscher bezeichneten dieses System der Elektrostimulation als gegenwärtig einziges System, um komplett Querschnittgelähmte realistisch auf ihre Füße zu stellen und ein paar Schritte gehen zu lassen. Mit Kosten von ungefähr 70.000 DM pro Patient ist dieses System relativ teuer. Professor Rabischong bezweifelt deshalb, dass sich die gesetzlichen Krankenkassen derzeit an den Kosten beteiligen.

Hat aber ein Patient diese Operation erfolgreich überstanden, sollte nicht an der weiteren Rehabilitation gespart. Die Patienten sollten während der gesamten Rehabilitationszeit wie Patienten mit inkompletter Querschnittlähmung auf dem Laufband behandelt werden. Den letztlich soll die Operation aus einem kompletten eine inkomplette Querschnittlähmung machen.

Auf weitere Forschungsergebnisse warten wir gespannt.

Bereits 1982 wurde ein sogenannter Beinschrittmacher bei komplett Querschnittgelähmten in Wien erfolgreich eingesetzt. Hier wurde ein Chip oder Empfänger zwischen Muskelfaszie und subkutanem Fettgewebe etwa 5 cm medial und 5 cm proximal der Spina iliaca anterior superior implantiert. Von diesem Implantat führten Elektroden subkutan zum N. femoralis und zum N. glutaeus inferior. Um die Ermüdbarkeit der motorischen Endplatten zu verringern, wurde eine patentierte „Karussel-Stimulation" verwendet. Mit ihr sind Muskelkontraktionen über längere Zeiträume möglich.

1982 erfolgte die Implantation an zwei freiwilligen Patientinnen (25 und 41 Jahre alt) mit anschließendem Training, damals noch ohne Laufband. Nach 5 Monaten war eine Patientin in der Lage, im 4-Punkte-Gang über 20 Meter koordiniert zu gehen. Die zweite Patientin konnte nach der Rehabilitation im Schwunggang 2 mal 50 Meter gehen.

1983 gab es weitere Erfolge mit implantierter funktioneller Elektrostimulation. Diese Patienten konnten selbständig mit Stützen aufstehen. Kürzere Wege konnten im 4-Punkte- oder Schwunggang bewältigt werdenn. Die Patienten lernten, kleine Hindernisse zu überwinden. Außerdem ergab sich ein guter Trainingseffekt für den Kreislauf, den gesamten Stütz- und Bewegungsapparat, insbesondere für die Rumpf- und Beinmuskulatur. Die allgemeine Trophik wurde verbessert.

Die Erfolge haben trotz großer Skepsis alle Erwartungen übertroffen. Aber die funktionelle Elektrostimulation ist nicht bei jedem Querschnittgelähmten anwendbar. Weitere Forschungen sind dringend erforderlich, schreibt der Autor Kern 1995.

2.1.11   Angeborenen Gangstörungen

Zur Wirkung der Laufbandtherapie bei angeborenen Gangstörungen sind derzeit Studien in Arbeit.

Doch schon heute wünschen sich Patienten, oft Kinder und deren Eltern, diese Therapie. Es dürfen keine falschen Hoffnungen geweckt werden. Aber die hohe Motivation der Betroffenen sollte Grund genug sein, diese Therapie in Zusammenarbeit mit dem behandelnden Arzt zu versuchen.

Erste Erfahrungen sind durchaus positiv, besondere bei Kindern mit Spina bifida und bei gehfähigen Patienten mit Zerebralparese. Das Ziel der Therapie ist die Verbesserung des Gangmusters und/oder des Gangniveaus nach dem Ambulation Index der Fachklinik Ichenhausen von 01/1993 (siehe Kap. 8).

Ein Artikel über die Behandlung von Kindern mit Zerebralparese erschien im Juni 2000 in der Zeitschrift „Kinderärztliche Praxis". Dr. Hesse beschreibt darin mögliche Ansätze in der Behandlung betroffener Kinder: „Moderne Konzepte des motorischen Lernens fordern ein aufgabenspezifisches, repetitives Üben, das heißt, wer gehen lernen möchte, muss gehen. Das Laufbandtraining und der neu entwickelte Gangtrainer setzen diese Forderung konsequent um, indem sie rollstuhlpflichtigen Patienten das wiederholte Üben komplexer Gangzyklen ermöglichen.

Erste Erfahrungen sprechen auch für einen effektiven Einsatz beider Techniken in der Habilitation und Rehabilitation von Kindern und Jugendlichen, zukünftige Studien sind angezeigt (Hesse 2000).

Die Koordination aller Therapien ist bei diesen Kindern von größter Bedeutung. Eine fachübergreifende Zusammenarbeit wird benötigt.

➢ **Hinweis:** B. Schwarzbach beschreibt das in Ihrem Artikel „Nachteile eines geschlossenen Therapiekonzeptes" in der Zeitschrift „Physiotherapie" 11/2000, S. 1909. Sie berichtet von der Laufbandtherapie eines 4-jährigen Mädchens innerhalb eines Rehabilitationsprogramms, das sie nicht als „geschlossen" betrachtet.

Hesse (2000) schreibt im oben erwähnten Artikel, dass er eine vorläufige Studie mit 10 CP-Kindern ohne Kontrollgruppe durchgeführt hat.

– Bei 8 von 10 Kindern wurde eine signifikante Verbesserung ihrer Gehfähigkeit erreicht.
– Besonders erwähnenswert ist die Verbesserung der Rumpfkontrolle und der athetotischen Bewegungsmuster bei einem Kind mit Athetose.

Hier muss unbedingt weiter geforscht werden. Der grundlegende Unterschied in der Motorik von frühkindlichen zu erworbenen Störungen ist, dass das Kind noch nie „normal" Gehen konnte, und so auf keine motorische Erinnerung zurückgreifen kann. Es wird heute davon ausgegangen, das es angeborene Ganggeneratoren gibt, die nur „in Gang" gesetzt werden müssten. Das ist noch eine Hypothese.

In der Lokomotionstherapie bei den erworbenen Störungen geht man davon aus, dass diese Therapie eine Anregung der Ganggeneratoren darstellt. Das Gehen ist bei Neugeborenen genetisch angelegt, so wäre eine Übertragung der Überlegungen, die für Erwachsene gelten, auch für Kinder denkbar.

Aber auch Kinder mit ganz anderen Problemen könnten von der Laufbandtherapie profitieren: z. B. zum Wiedererlernen des Gehens nach Ruhigstellungsphasen bei Frakturen, sogar nach wiederholten Frakturen wie bei der Osteogenesis imperfecta. Durch die Gewichtsentlastung kann dem Kind die Angst vor der Belastung genommen werden, es kann angstfrei gehen üben.

etwa 100 Metern war nur noch eine verbale Korrektur nötig. Bei ihm war die Gewichtsentlastung mit einem Gurt nicht nötig, da er belasten durfte und auch konnte.

Beim Gehen auf der Ebene übernahm er vor der Laufbandtherapie kein Gewicht rechts. Auf dem Laufband lernte er die Gewichtsübernahme schnell. Nach der Laufbandtherapie war der Junge zunächst ganz überrascht über sein neues Gangmuster.

Jetzt hoffe ich auf seine Motivation. Sein Gehen ist nicht mehr so mühevoll und es macht ihm vielleicht auch mit der Zeit mehr Spaß. Erst wenn er selbst die Vorzüge des Gehens im Vergleich zum Rollstuhl erkennt, wird er motiviert sein, sich aufrecht bewegen zu lernen.

Auch mit der Gangschulung für erwachsene Patienten, die angeborene Störungen haben, gibt es inzwischen Erfahrungen, leider noch keine Studien. Dazu möchte ich einen Einzelfall schildern.

Fallbeispiel

Ein 8-jähriger Junge mit Osteogenessis imperfecta hatte nach wiederholten Frakturen dieses Mal den rechten Oberschenkel gebrochen und danach selbst keine Motivation mehr zu gehen. Gehen bereitete ihm auch sichtbar Mühe und er ging mit steif gehaltenem rechten Kniegelenk, obwohl dieses wieder beweglich war. Er bewegte das rechte Bein mit Zirkumduktion nach vorn und zeigte starke Ausweichbewegung im Rumpf. Wenn ich mit ihm auf der Ebene übte, war er maximal dazu bereit, mit mir 10–20 Meter zu gehen. Eine Korrektur des Gangbildes war beim Gehen auf der Ebene kaum möglich.

Auf dem Laufband konnte dieser Junge auf Anhieb 145 Meter gehen. Jeder Schritt konnte dabei manipulativ korrigiert werden. Nach

---

Fallbeispiel

Ein junger Mann, 25 Jahre alt, mit einer ICP wird seit ca. 5 Jahren mit der Vojta-Therapie behandelt. Er ist im sozialen Bereich selbständig. Er kann gehen, sein Gangbild ist allerdings schlecht und das Gehen nicht ökonomisch. Er belastet sein linkes Bein nicht und kann das Becken nicht stabilisieren. Es kippt maximal nach vorn, unten, wenn er auf sein linkes Standbein wechselt.

Nach nur 5 Laufbandtherapie-Einheiten ging er wesentlich flüssiger und hielt sein Becken deutlich horizontaler.

Die Abbildungen 2.**17** und 2.**18** zeigen ein Kind mit Spina bifida beim Laufbandtraining. Die Abbildungen 2.**19** und 2.**20** zeigen einen Patienten mit angeborener ICP (Infantiler Cerebralparese).

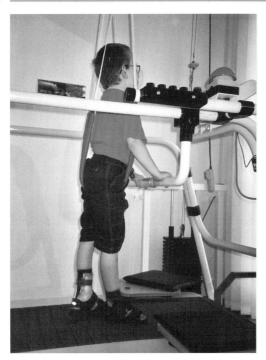

Abb. 2.**17** Junge mit Spina bifida, das linke Sprunge-lenk ist mit einer Orthese gesichert.

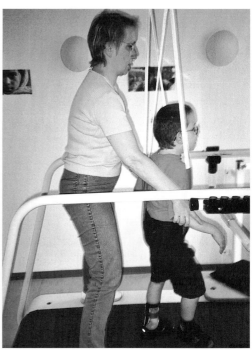

Abb. 2.**18** Die Therapeutin unterstützt den Gangauto-matismus durch das Manipulieren des Armpendels.

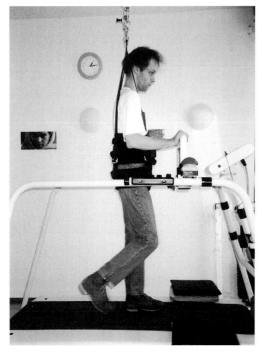

Abb. 2.**19** Der Patient mit ICP benötigt noch den Hal-tegriff für die Hände.

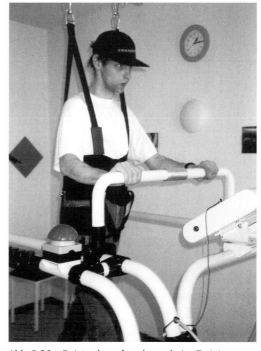

Abb. 2.**20** Er ist sehr aufmerksam beim Training.

2.2 Indikation bei gehfähigen und nicht gehfähigen Patienten

Ursprünglich wurde die Idee zur Laufbandtherapie „geboren", damit nicht gehfähige Patienten wieder gehen „lernen" können. Diese Idee erwies sich als richtig. Das wiederholte (repetitive) Üben ist entscheidend für den Erfolg. Gehen wird durch Gehen geübt.

Das Umsetzen dieses Prinzips ist auch in der Praxis erfolgreich, eine große Anzahl von Studien hat das nachgewiesen.

Der Effekt der Therapie bei bereits oder noch gehfähigen Patienten wurde bisher wesentlich weniger erforscht. In zwei eigenen Studien mit zwei hemiparetischen Patienten konnte ich nachweisen, dass sich die Gehfähigkeit auch bei diesen Patienten noch entscheidend verbessern lässt (siehe Kap. 1.15).

Nicht gehfähige Patienten erfahren durch die Laufbandtherapie eine signifikante Reduktion ihrer Spastik. Bei Patienten mit überwiegend schlaffer Muskulatur stellt sich eine Tonuserhöhung ein.

Nach ca. 10–20 Minuten Gehtraining auf dem Laufband wird das Automationszentrum angeregt. Dies ist bei vielen nicht gehfähigen Patienten zu beobachten. Gehfähige Patienten reagieren meistens früher oder sogar wesentlich schneller. Je weniger ein Patient betroffen ist, um so größer ist der Therapieerfolg.

– Leichter betroffene Patienten lernen einen gleichmäßigeren Schrittzyklus. Der Einsatz von Rumpf und Armpendel wird physiologischer. Gangtempo und Ausdauer werden erhöht, Gleichgewicht und Koordination verbessern sich.
– Mäßig gehfähige Patienten verbessern ihren Bewegungsrhythmus, ihre Schrittlänge und erweitern ihre mögliche Wegstrecke. Das Gehen wird insgesamt erleichtert.
– Bei mäßig oder schwerer betroffenen Patienten steht als vorrangiges Therapieziel das rasche „Wieder-Gehen-Können" im Vordergrund. Danach die Ökonomisierung des Bewegungsablaufs. Denn interessanter Weise ist es nicht so wichtig, *wie* die Patienten gehen, sondern *dass* sie überhaupt gehen. Auch mangelhafte Gehmuster können leichter verbessert werden, als wir angenommen haben.
– Alle Patienten erfahren einen Motivationsschub durch die Laufbandtherapie und ihre Körperwahrnehmung wird stimuliert.

Nicht unerwähnt soll bleiben, dass der Allgemeinzustand der Patienten mit der Laufbandtherapie verbessert werden kann. Das Herz-Kreislaufsystem wird angeregt. Die Durchblutung – auch in den besonders betroffenen Körperregionen – wird gesteigert.

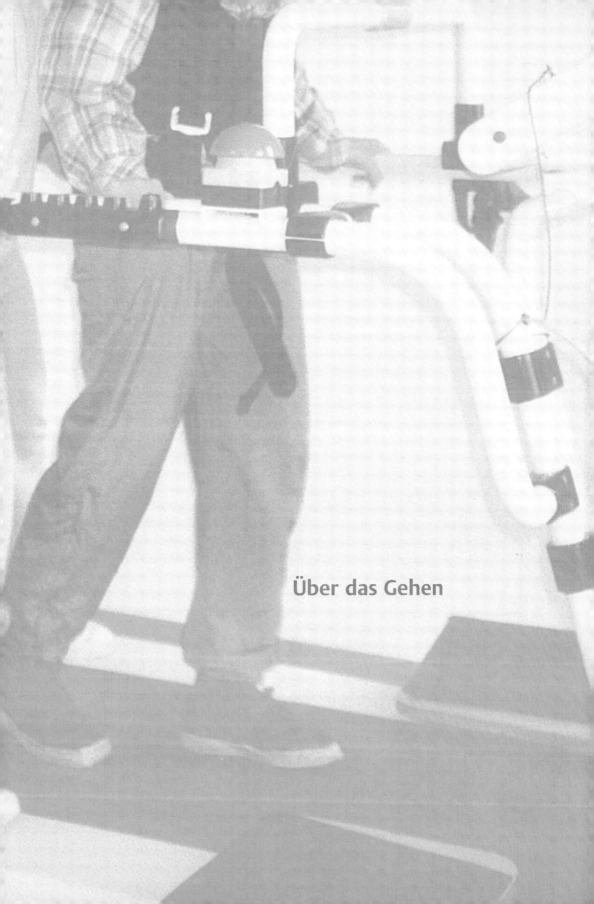

Über das Gehen

1 Über das Gehen

Das Gehen auf dem Laufband in der Laufbandtherapie entspricht weitest gehend dem physiologischen Bewegungsablauf und dem normalen Gangbild. Im Zusammenhang mit dieser Aussage stellt sich die Frage, was Gehen überhaupt ist. Gehen ist uns Menschen genetisch in die Wiege gelegt. Wir benötigen ca. 10 bis 20 Monate, um es zu erlernen. Ungefähr bis zur Schulreife wird das Gehen ökonomisiert. Bis zur Vollendung des Wachstums verändert sich unser Gangbild noch und die Fähigkeit zu gehen bleibt uns dann, falls keine Erkrankungen oder Unfälle auftreten, bis zum Tod erhalten. Das Gehen ist eine Fortbewegungsart, die in der Ontogenese von jedem gesunden Kind nach dem Drehen, Robben und Krabbeln entdeckt wird. Die Aufrichtung eines jeden Kindes erfolgt zwangsläufig und ist wie jede Bewegung zielorientiert. Laufen, Hüpfen und Springen in verschiedenen Varianten kann jedes Kind erst nach der Aufrichtung lernen. Zuerst zieht es sich an Möbeln hoch, geht an ihnen entlang und erobert allmählich den freien Raum. Das Erlernen der verschiedenen motorischen Funktionen findet in einer genetisch festgelegten Reihenfolge statt.

Gehen ist eine zyklische Bewegung, die sehr ökonomisch erfolgt. Ökonomisches Gehen erfolgt mit möglichst wenig Kraftaufwand, ausreichender Stabilität, Geschicklichkeit, bei gutem Gleichgewicht und mit einem guten äußeren Erscheinungsbild. Gehen gehört zu den zielorientierten Bewegungen.

Der Körperschwerpunkt verlagert sich bei dieser alternierenden und rhythmischen Bewegung stetig nach vorn. Er wandert auch wenig nach oben/unten und rechts/links. Entscheidend – auch für die Therapie – ist die nach vorn-oben gerichtete Komponente. Diese Richtung gegen die Schwerkraft ist Ausdruck der Notwendigkeit, sich mit jedem Schritt etwas vom Boden entfernen zu müssen und die Aufrichtung zu gewährleisten. In der Abdruckphase wird diese deutlich.

Eine sehr frühe Studie von Debrunner und Mäder (1972) beschäftigt sich mit Ganguntersuchungen an Patienten und mit der Therapie. Folgende Parameter wurden dabei untersucht:
- Zeitdauer der Gangphasen. Unterschieden wurden Stand-, Schwung- und Doppelstandphase;
- Winkelstellungen der Gelenke der unteren Extremitäten;
- Geschwindigkeit und Beschleunigung der einzelnen Körperteile des Rumpfes und Extremitätenabschnitte;
- Verhalten des Körperschwerpunktes;
- Bodenreaktionskräfte;
- Größe und zeitlicher Ablauf der Muskelkräfte.

Als Hilfsmittel zur Messung diente damals vor allem eine so genannte Reaktionsplatte. Die Autoren waren der Meinung, dass eine Objektivierung des pathologischen Ganges aus vielen Gründen schwierig sei. Dennoch befassten sie sich interessanter Weise mit dieser Thematik, und das bereits 1972.

Heute ermöglichen moderne Techniken im Ganglabor wie die Videographie, EMG-Ableitungen usw. das normale und auch das pathologische Gangbild objektiv zu analysieren.

Im Folgenden sollen am Beispiel der Gangphasen nach Perry, der Schrittzyklen nach Vojta und der Beobachtungskriterien des normalen Ganges nach Klein-Vogelbach notwendige Kenntnisse zum Gehen in Erinnerung gerufen werden.

3.1 Gangphasen nach Perry

Durchschnittlich geht ein männlicher Erwachsener mit einer Schrittfrequenz von 112 Schritten pro Minute. Ab 140 Schritten pro Minute beginnt das Laufen.

Ein Gangzyklus umfasst die Bewegungsamplitude vom ersten Ablösen eines Beines vom Boden (wenn es Spielbein wird) bis zum erneuten Ablösen desselben Beines. Die Phasen ließen sich auch vom Standbein aus betrachten. Ohne Standbein ist keine Spielbeinfunktion möglich. An das Standbein sind höhere Anforderungen bezüglich Kraft, Koordination und Gleichgewicht gestellt.

Der sinusförmige Verlauf der Beinbewegungen eines Schrittzyklusses ist in der Sagittalebene z. B. an Beobachtungspunkten an den Knie- und Hüftgelenken zu erkennen (Abb. 3.1).

Die *Standbeinphase* beginnt mit dem Fersenkontakt, es folgt der Fußsohlenkontakt, dann die Fersenablösung. Die Standbeinphase endet mit dem Zehenkontakt und der Abdruckphase. Das Bein gerät danach in die Schwung- oder Spielbeinphase.

Die *Schwungphase* lässt sich in eine Beschleunigungs- und eine folgende Abbremsphase unterteilen. Sie endet mit dem Aufsetzen der Ferse.

In der Standbein-/Spielbeinphase hat jeweils nur ein Bein Bodenkontakt. Dazwischen liegt die Doppelbelastungs- oder *Doppelstandphase*, in der beide Beine Bodenkontakt haben. Diese Phase unterscheidet das Gehen vom Laufen. Beim Laufen gibt es diese Phase nicht, statt dessen gibt es eine Schwebphase, in der beide Beine in der Luft sind.

Perry (1992) unterscheidet 8 Gangphasen (Tab. 3.1 und Abb. 3.2 a–h):

Tabelle 3.1   Begriffserklärungen

Deutschsprachiger Begriff	Begriff in der englischsprachigen Fachliteratur
Phase 1 (Abb. 3.2a): Erster Bodenkontakt	Initial Contact
Phase 2 (Abb. 3.2b): Stoßdämpferphase	Loading Response
Phase 3 (Abb. 3.2c): Mittlere Standbeinphase	Mid Stance
Phase 4 (Abb. 3.2d): Ende der aktiven Standbeinphase	Terminal Stance
Phase 5 (Abb. 3.2e): Vorschwung	Pre Swing
Phase 6 (Abb. 3.2f): Initialschwung	Initial Swing
Phase 7 (Abb. 3.2g): Mittlere Schwungphase	Mid Swing
Phase 8 (Abb. 3.2h): Ende der Schwungphase	Terminal Swing

Laut Perry beinhaltet jeder Schritt erstens einen sich ständig ändernden Winkel zwischen Körper und Standfuß und zweitens ein selektives Vorrücken des Schwungbeines, um die Basisfunktionen für das Gehen zu schaffen.

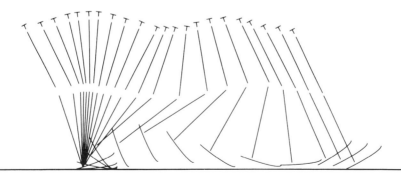

Abb. 3.1   Sinusförmige Verlauf der Beinbewegungen in der Sagittalebene beim Gehen (aus: Perry, Gait Analysis, Slack 1992)

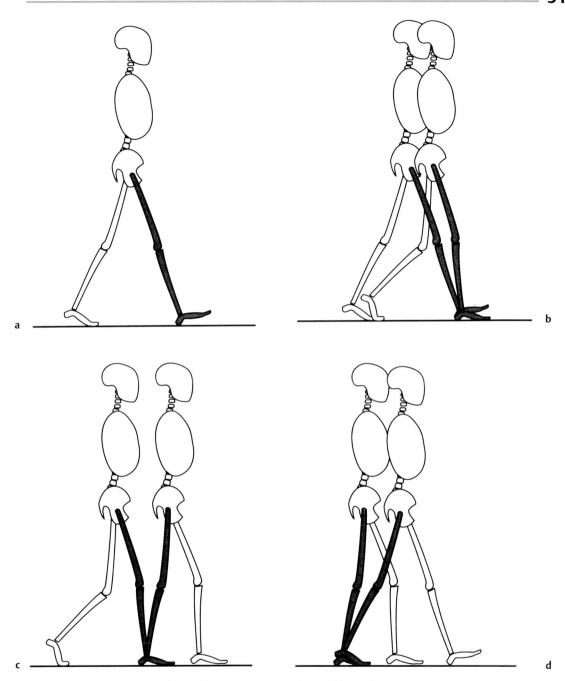

Abb. 3.**2 a–h** Gangphasen nach Perry (aus: Perry, Gait Analysis, Slack 1992)

Abb. 3.**2 e–h** ▷

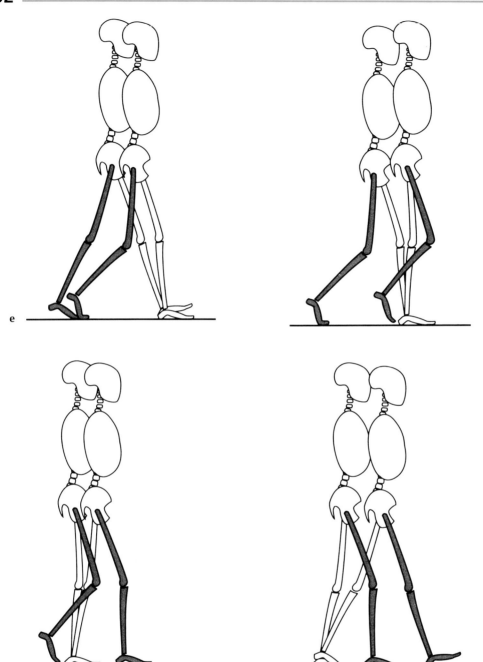

Abb. 3.**2 e–h**   Gangphasen nach Perry (aus: Perry, Gait Analysis, Slack 1992)

Dies resultiert aus einer Serie von Bewegungsmustern in Hüft-, Knie- und Fußgelenken. Perry unterteilt jeden Schritt in die o. g. 8 Phasen und beschreibt pro Phase die funktionelle Bedeutung der verschiedenen Bewegungen der einzelnen Gelenke. Jede der 8 Gangphasen beinhaltet eine funktionelle Aufgabe und zeigt ein besonderes Muster selektiver synergistischer (sich gegenseitig beeinflussenden) Bewegungen. Die sequenzielle Kombination der Phasen ermöglicht es den Beinen, drei Aufgaben zu erfüllen:
- Gewichtsakzeptanz (weight acceptance, WA),
- Unterstützung des einzelnen Beines (single limb support, SLS),
- Vorrücken des Beines (limb advancement, LA).

3.1.1   Gewichtsakzeptanz (weight acceptance)

Die Gewichtsakzeptanz steht am Beginn der Standbeinphase. Sie beinhaltet die ersten zwei Gangphasen: die erste Bodenberührung, den initialen (Boden-)kontakt (initial contact) und die Stoßdämpferphase (loading response).

Motorisch ist dies eine der schwierigsten Aufgaben im Gangzyklus. Benötigt werden die drei funktionellen Muster: Stoßdämpfung, anfängliche Beinstabilität und Beibehaltung der Fortbewegung. Schwierig ist die abrupte Übersetzung des Körpergewichts auf das Bein, das den Schwung nach vorn gerade erst beendet hat und noch nicht stabil ausgerichtet ist.
- *Phase 1:* Erste Bodenberührung (initial contact)

  Diese Phase beinhaltet den Moment, in dem der Fuß gerade den Boden berührt.

  Das Hüftgelenk ist gebeugt, das Kniegelenk gestreckt, das obere Sprunggelenk dorsalextendiert oder in neutraler Stellung. Der Bodenkontakt geschieht mit der Ferse.

Das andere Bein befindet während dieser Phase am Ende der aktiven Standbeinphase. *Funktionelle Aufgabe:* Das Bein so positionieren, dass im Stand mit dem Fersenabdruck (heel rocker) begonnen werden kann.
- *Phase 2:* Stoßdämpferphase (loading response)

  Dies ist die erste Doppelstandphase. Die Phase beginnt mit dem ersten Bodenkontakt und dauert an, bis das andere Bein angehoben wird. Das Körpergewicht ist auf das vordere Bein verlagert. Die Ferse ist aufgesetzt und dämpft das Gewicht, der Fuß wird plantarflektiert.

  Das andere Bein befindet sich in der Vorschwungphase.

  Funktionelle Aufgabe: Stoßdämpfung, Stabilität des das Gewicht übernehmenden Beines und Beibehaltung der Fortbewegung.

3.1.2   Unterstützung durch ein einzelnes Bein (single limb support)

Die Unterstützung des Rumpfes durch ein einzelnes Bein beinhaltet die nächsten beiden Gangphasen, die mittlere Standbeinphase (mid stance) und das Ende der aktiven Standbeinphase (terminal stance).

Wenn das andere Bein zum Schwung angehoben wird, beginnt das single limb support-Intervall für das Standbein. Diese Phase dauert bis das Schwungbein wieder den Boden berührt. *Funktionelle Aufgabe:* Das Standbein hat in dieser Zeit die gesamte Verantwortung, es trägt das Körpergewicht und balanciert es in der sagittalen und frontalen Ebene aus. Die Weiterführung des Schrittes muss gewahrt bleiben.
- *Phase 3:* Mittlere Standbeinphase (mid stance)

  Diese Phase beinhaltet die erste Hälfte des single limb support-Intervalls.

  Sie beginnt, sobald der Fuß des anderen Beines angehoben ist und dauert an, bis das Körpergewicht über den Vorfuß gebracht ist.

Das Bein wird durch die Dorsalextension im Sprunggelenk über und vor den stationären Fuß geführt. Dabei sind Knie- und Hüftgelenk gestreckt.

Das andere Bein geht gerade in die mittlere Schwungbeinphase über.

Funktionelle Aufgabe: Den Schritt über den stationären Fuß weiterführen und dabei die Stabilität der Beine und des Rumpfes bewahren.

– *Phase 4:* Ende der Standbeinphase (terminal stance)

In dieser Phase endet das single limb support-Intervall. Sie beginnt mit dem Anheben der Ferse und endet, wenn der andere Fuß den Boden berührt. Das Körpergewicht wird weiter auf den Vorfuß verlagert.

In der zweiten Hälfte des single limb support-Intervalls wird die Ferse abgehoben und das Bein bis zum Vorfußabdruck gebracht.

Im Hüft- und Kniegelenk nimmt die Streckung zunächst zu, danach wird das Knie wieder leicht gebeugt. Die verstärkte Hüftstreckung bewirkt einen Dehnreiz auf die ventrale Muskulatur des Hüftgelenks. Damit wird die folgende Schwungphase eingeleitet und erleichtert.

Das andere Bein befindet sich am Ende der Schwungbeinphase.

Funktionelle Aufgabe: Weitertransport des Körpergewichts nach vorn.

3.1.3 Vorrücken des Beines (limb advancement)

Das Vorrücken des Beines beginnt in der letzten Phase des Standes, dem Vorschwung (pre swing), und führt durch die 3 Phasen des Schwunges, den Initialschwung (initial swing), die mittlere Schwungphase (mid swing) und das Ende der Schwungphase (terminal swing). Es sind also insgesamt 4 Gangphasen involviert.

Die Haltung wird bereits im Stand auf die hohen Anforderungen vorbereitet, die das vorrückende Bein an sie stellt.

Funktionelle Aufgabe: Das Bein schwingt durch 3 Phasen. Es wird angehoben, vorgerückt und auf den nächsten Stand vorbereitet.

– *Phase 5:* Vorschwung (pre swing)

Die letzte Phase des Standes ist die zweite und letzte Doppelstandphase im Gangzyklus. Die Phase beginnt, sobald der andere Fuß den Boden berührt und endet mit dem ipsilateralen Strecken der Zehen beim Verlassen des Bodens. (Andere Forscher bezeichnen diese Phase als „Gewicht wegnehmen" (weight release) und „Gewicht übertragen" (weight transfer).

Obwohl die Übertragung des Körpergewichts auf ein Bein sehr plötzlich geschieht, ist der Bewegungsablauf fließend. Das freie Bein nutzt seine gewonnene Freiheit, um sich auf die Anforderungen des Schwunges vorzubereiten. Alle Bewegungen und Muskelaktivitäten in dieser Zeit dienen diesem Zweck. Deswegen beschreibt der Begriff „Vorschwung" diese Funktion präziser als die Begriffe „Gewichtswegnahme" bzw. „Gewichtsübertragung".

Mit dem Bodenkontakt des anderen Beines startet die Doppelunterstützung.

Das Referenzbein reagiert mit gesteigerter Plantarflexion im Sprunggelenk, mehr Flexion im Kniegelenk und mit der Lösung der Hüftextension.

Das andere Bein befindet sich in der Stoßdämpferphase.

Funktionelle Aufgabe: Positionierung des Beines für den Schwung.

– *Phase 6:* Beginn der Schwungphase (initial swing)

Diese Phase nimmt ungefähr ein Drittel des Schwunges ein. Sie beginnt, wenn der Fuß abgehoben ist und endet, wenn das Schwungbein neben dem Standbein ankommt.

Das Bein wird durch Hüftflexion und die verstärkte Knieflexion vorgesetzt.

Der Fuß ist nur teilweise dorsalextendiert.

Das andere Bein befindet sich in der frühen mittleren Standbeinphase.

Funktionelle Aufgabe: Abheben und Vorschwingen des Beines bis zum Standbein.

– *Phase 7:* Mittlere Schwungphase (mid swing)

Die zweite Phase der Schwungperiode beginnt, wenn das schwingende Bein neben dem Standbein ist. Sie endet, wenn das Schwungbein nach vorn gebracht ist und der Unterschenkel senkrecht steht. Hüft- und Knieflexion sind gleich. Das Knie streckt sich mit der Schwerkraft, während das Sprunggelenk weiterhin leicht dorsalexendiert bleibt.

Das andere Bein befindet sich in der späten Standbeinphase.

Funktionelle Aufgabe: Vorbringen des Beines und Halten des Fußes in Luft.

– *Phase 8:* Ende der Schwungphase (terminal swing)

Die letzte Phase des Schwunges beginnt, wenn der Unterschenkel senkrecht steht und endet, sowie der Fuß den Boden berührt. Das Vorsetzen des Beines endet, wenn der Unterschenkel vor dem Oberschenkel angekommen ist.

Beim Vorsetzen des Beines wird die Knieextension vollendet. Das Hüftgelenk behält seine Flexion bei und das Sprunggelenk bleibt leicht dorsalextendiert.

Das andere Bein befindet sich am Ende der aktiven Standbeinphase.

Funktionelle Aufgabe: Beendigung des Vorsetzens des Schwungbeines und Vorbereitung des Beines auf den Stand.

3.2 Schrittzyklus nach Vojta

Der Mensch geht im Kreuzgang. Das ist ein typisches Merkmal des Bewegungsmusters Gehen. Vojta beschreibt den Schrittzyklus in 4 Phasen und geht dabei auf dieses reziproke Bewegungsverhalten ein. In jeder Phase wird der Schrittzyklus in Zusammenhang mit den Gegenbewegungen der Arme beschrieben.

Das störungsfreie Gelingen hängt sehr von den entsprechenden Bewegungen des Rumpfes ab.

Er unterscheidet:
– Beugephase,
– Relaxationsphase,
– Standphase,
– Stoßphase.

„Diese Schrittphasen wiederholen sich in immer gleicher Folge in reziproker Form an allen vier Extremitäten. Hierbei gehen die Arme den Beinen in zeitlicher Folge voran." (Vojta 1992).

Die Bedeutung jeder einzelnen Bewegungsphase wird erst richtig deutlich, wenn es im Ablauf eine Störung gibt.

Vojta betrachtet das Gehen eingebettet in die von ihm beschriebene Entwicklungsgeschichte. (Hier unterscheidet er sich von vielen anderen Autoren, die das Gehen erst ab dem Erwachsenenalter untersuchen und beschreiben.)

Betrachtet man die Fortbewegung in ihrer Entwicklung, ist zu verstehen, warum Vojta sagt, dass jede Bewegung mit den Armen beginnt. Er schreibt: „Das Kind hat seine Reichweite nach oben erweitert und sich in die Vertikale hochgezogen. Sein Drang, die Reichweite in der sagittalen Richtung zu erweitern, besser: etwas in Besitz zu nehmen, führt zu einer weiteren Entfaltung der Motorik. […] Auch in der Vertikalen wird das Kind eine Art der Fortbewegung erfinden. Es zieht sich hoch, hält sich mit den Händen fest und stützt sich mit den Beinen ab. Die Fortbewegung beginnt wieder mit den Armen: ein Arm greift seitwärts, das Gewicht wird dadurch auf das ipsilaterale Bein übertragen, das andere Bein schreitet in die Adduktion und übernimmt die Belastung. Der kontralaterale Arm folgt und das zuerst belastete Bein macht den ersten seitlichen Schritt. Der ganze Vorgang ist eigentlich ein Vierfüßlergang in der Vertikalen, in der frontalen Ebene."

Weiter sagt er: „Das Neue ist die seitliche Schrittbewegung. Die Vertikale wird zuerst mit den Armen abgesichert. […] Es wird ein Trimenon dauern, bis das Kind von einem Haltepunkt, von einem Möbelstück zu einem anderen übergreifen kann. Auf dieser Weise wird es zum eigenen Schreck erfahren, dass es auf einmal allein stehen kann. […] Wann das Kind selbständige Schritte in der sagittalen Richtung produzieren wird, hängt vollkommen vom motorischen Antrieb des Kindes und auch von seiner Umgebung ab, wieder nach dem Motto: Die Fortbewegung, auch die bipedale, ist nichts anderes als ein Kommunikationsmittel." (Zitat aus: Vojta, Die zerebrale Bewegungsstörungen im Säuglingsalter, Hippokrates Verlag, 2000)

3.3   Die Beobachtungskriterien des Ganges nach Klein-Vogelbach

Klein-Vogelbach hat sich nicht allein auf die Analyse des Gehens beschränkt, sondern leitet aus den von ihr beschriebenen Beobachtungskriterien Behandlungsstrategien ab. In der Analyse der von ihr entwickelten Funktionellen Bewegungslehre, FBL, werden u. a. Gelenkstellungen, Gewichtsverteilungen über der Unterstützungsfläche, Muskelaktivitäten und Gleichgewichtsreaktionen beschrieben und erklärt. Mithilfe der 8 Beobachtungskriterien des normalen Ganges lässt sich der komplexe Bewegungsablauf des Gehens strukturiert analysieren. Den Therapeuten ist ein Handwerkszeug für die Untersuchung und Beurteilung von Hinkmechanismen an die Hand gegeben. Entsprechend einer Checkliste kann das Gehen mittels der Beobachtungskriterien erfasst werden.

Die Beobachtungskriterien:

– Vorwärtstransport der Körperabschnitte Brustkorb und Kopf, deren frontotransversalen Achsen horizontal und rechtwinkelig zur Fortbewegungsrichtung ausgerichtet bleiben.
  Dieses Kriterium besagt, dass der frontotransversale Durchmesser des Brustkorbes auf Achselhöhe horizontal und quer zur Gehrichtung bleibt und auch, dass der Kopf (in der Regel) in bezug auf die Frontalebene in der Körperlängsachse bleibt .

– Vertikale Ausrichtung der Körperlängsachse: Die Körperabschnitte Becken, Brustkorb, Kopf bleiben in die vertikale Körperlängsachse eingeordnet.

– Gangtempo: Die normale Schrittfrequenz liegt bei Erwachsenen bei ca. 120 Schritten pro Minute. Mit dieser Schrittanzahl wird bei geringst möglichem Kraftaufwand die weiteste Gehstrecke mit der Fortbewegungsart Gehen erreicht.

– Spurbreite: Sie ist beim Gehen sehr schmal, geringer als der Hüftgelenksabstand. So wer-

den Gewichtsverlagerungen in der Frontalebene auf ein Minimum reduziert. Die Spurbreite ist durch den Abstand zwischen den beiden funktionellen Fußlängsachsen definiert.

– Schrittlänge: Klein-Vogelbach definiert die Schrittlänge als Abstand zwischen der Aufsetzstelle einer Ferse und der nachfolgenden Aufsetzstelle der selben Ferse.

– Erhaltung der virtuellen Fußachsen und die räumliche Einstellung der funktionellen Fußlängsachse in die Fortbewegungsrichtung: Der Abrollweg ist nach vorn gerichtet, die funktionellen Fußlängsachse (von der Ferse lateral zum Großzehgrundgelenk) zeigt nach vorn.

– Gehbewegungen der Körperabschnitte Becken und Beine: Sie funktionieren automatisch, reaktiv auf die Verlagerung des Schwerpunkts. Sie entstehen also in Folge einer permanenten Gewichtsverlagerung nach vorn und dienen der Veränderung der Unterstützungsfläche. Klein-Vogelbach benutzt den Begriff der „Zielsehnsucht", der auch in der Instruktion bei der Gangschulung bei den Patienten den Fortbewegungsdrang nach vorn auslöst.
  Beim Hinken geht die Reaktivität des Bewegungsablaufs Gehen verloren.

– Gangtypische Bewegungen des Körperabschnitts Arme als Reaktion auf die Gegenbewegungen der Körperabschnitte Becken und Beine: Die Bewegungen der Arme finden laut Klein-Vogelbach reaktiv statt.
  Sie unterscheidet Stand- und Spielarm: Der Standarm liegt auf der gegenüberliegenden Seite des Standbeines. Die Schulter des Standarmes macht den größeren Weg nach vorn. Der Spielarm liegt auf der gegenüberliegenden Seite des Spielbeins. Die Hand macht den größeren Weg nach vorn. Der

Schultergürtel dreht auf dem Brustkorb gegenläufig zum Becken und vergrößert damit den Bewegungsweg der Arme.

Klein-Vogelbach bezieht sich in ihren Ganganalysen auf Inman, Ralston und Todd (Human Walking, 1981) und Whittle (Gait Analysis, 1991).

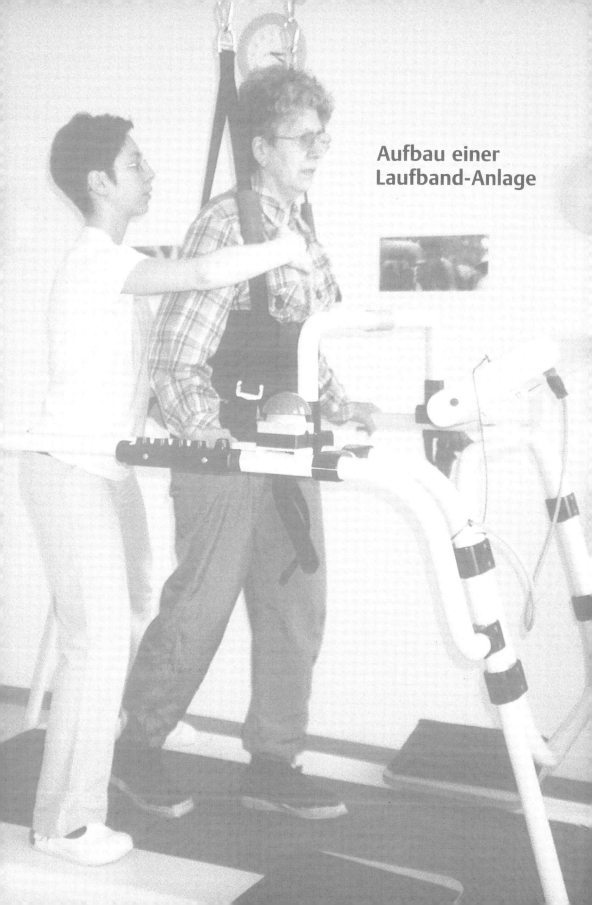

Aufbau einer Laufband-Anlage

4 Aufbau einer Laufband-Anlage

Zuerst muss überlegt werden, für welche Patienten die Laufbandtherapie mit Gewichtsentlastung eingesetzt werden soll. Für schwer und schwerst betroffene Patienten muss der Zugang zum Laufband Rollstuhl gerecht sein.

Wichtig ist auch die Überlegung, ob eine Anlage für stationäre oder für ambulante Patienten geplant werden soll. Ein Krankenhaus oder eine Rehabilitationseinrichtung mit den entsprechenden Patienten kann sich mit einer neuen und innovativen Therapie profilieren. Das ist vielleicht ein wichtiges Argument gegenüber der Verwaltung der Einrichtung, die die Finanzierung genehmigen muss. Zu bedenken ist aber in jedem Fall der höhere Personalaufwand.

Der Erfolg rechtfertigt aber den Einsatz. Dieser Erfolg steht und fällt allerdings mit dem Engagement der Therapeuten. Pro Behandlungseinheit werden bei schwer betroffenen Patienten zwei, bei Schwerstbetroffenen sogar drei Therapeuten benötigt.

Im ambulanten Bereich spielen die bürokratischen Hürden bei der Einrichtung einer Laufbandtherapie-Anlage kaum ein Rolle. Eine Praxis für Physiotherapie oder eine ambulante Rehabilitationseinrichtung liegt meist in einer Hand. Aber auch hier sind Fragen zur Wirtschaftlichkeit zu stellen.
– Wie viel Geld verdiene ich pro Behandlung?
– Wie lange dauert es, bis die finanzierte Anlage bezahlt ist?

Hat man sich für eine Anlage entschieden, entstehen andere Fragen:
– Wie viel Platz ich benötige in der Praxis dafür?
– Welche Anlage von welchem Hersteller kaufe ich?

Die *Raumfrage* ist wesentlich. Bereits ohne Rollstuhl gerechten Zugang werden für die meisten konventionellen Anlagen ca. 15m² und eine Raumhöhe von 3 Metern benötigt. Die Höhe ist Voraussetzung für die Gewichtsentlastung über Zug (Abb. 4.**1 a** u. **b**), die auch noch bei einem 2 Meter großen Patienten möglich sein sollte. Neuere Anlagen ermöglichen auch bei einer geringeren Raumhöhe von ca. 2,5 Metern eine Gewichtsentlastung bei großen Patienten.

Plant man eine normgerechte Rampe für Rollstuhlfahrer zur Laufffläche des Laufbandes, verdoppelt sich die benötigte Raumlänge. Nach meinen Erfahrungen ist eine Rampe in der Praxis nicht nötig. Mit Hilfe der ohnehin benötigten Gewichtsentlastung kann der Patient aus dem Rollstuhl gehoben werden. Dafür müssen die Deckenschienen der Entlastungsvorrichtung lang genug sein und vom Rollstuhl bis zur Laufbandmitte reichen (Abb. 4.**2**).

Durch die Schiene wird eine dynamische Aufhängung möglich. Soll die Aufhängung statisch, nicht dynamisch, sein, können die Rollen in der Schiene fixiert werden.

Anmerkung: Die Anlagen werden meistens mit Rampe und ohne Deckenschiene angeboten.

Ein weiteres Problem stellt der Gurt für die Aufhängung dar. Er soll 100 % des Körpergewichts abnehmen können, um den Patient aus dem Rollstuhl auf das Laufband heben zu können. Beim Gehen werden maximal 50 % des Körpergewichts abgenommen. Eine höhere Gewichtsabnahme funktioniert nicht, der Patient würde schweben. Er soll aber gehen.

Der Gurt darf den Patienten nirgends drücken, er muss gut gepolstert sein und breite Auflageflächen haben. Die Bewegung der Beine und die Atembewegungen dürfen nicht eingeschränkt werden.

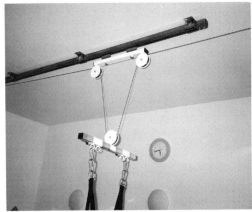

a

Abb. 4.**1a** u. **b** **a** Deckenschiene, **b** Gewichte, die zur Entlastung des Körpergewichts dienen.

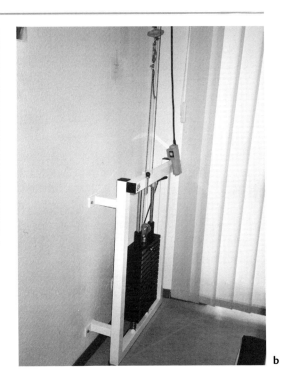

b

Der Zug des Gurtes zur Gewichtsentlastung muss vertikal erfolgen. (Nicht wie bei Bergsteigern diagonal vom Sternum aus nach oben!) Es muss Becken und Brustkorb gut sichern und dem Patienten ein Gefühl von Sicherheit geben.

Ein von Wernig entwickelter Gurt ist sehr gut (siehe Abb. 4.**2**).

Auswahl der Anlage: Im Folgenden möchte ich verschiedene Anlagen vorstellen und Auswahlkriterien nennen (Hinweis: Es folgt keine vollständige Angebotsübersicht).

– Eine wesentliche Anforderung ist die stufenlose und ruckelfreie Einstellbarkeit und Veränderbarkeit der Geschwindigkeit und des Anstiegs der Geschwindigkeit. Ebenso ist die ruckelfreie Gewichtabnahme wünschenswert.

Das Laufband muss also Motor betrieben und die Geschwindigkeit von 0 bis 20 m/s soll stufenlos einstellbar sein. Gerade bei den Laufbandantrieben gibt es erhebliche Qualitätsunterschiede. Viele Benutzer entscheiden sich aus Unsicherheit für die teuerste Anlage.

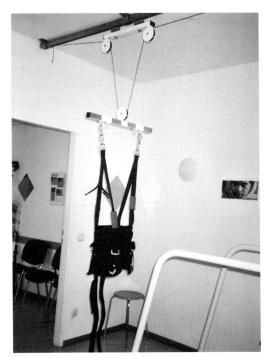

Abb. 4.**2** Die Deckenschiene reicht bis vor das Laufband. der Gurt (hier ein Wernig-Gurt) kann dem Patienten bereits im Rollstuhl angelegt werden.

Zu empfehlen ist, sich mehrere Anlagen anzusehen, um eine Vorstellung vom Preis-Leistungsverhältnis zu bekommen. Wie so oft: Nicht immer sind preiswerten Anlagen die schlechtesten und die teuren die besten.
- Die Gewichtabnahme muss ebenfalls Motor betrieben sein, um stufenlos erfolgen zu können.

Die folgenden Abbildungen zeigen verschiedene Anlagen:
- Gangtrainer nach Hesse (Abb. 4.**3**);
- Lokomotionssystem der Fa. Woodway (Abb. 4.**4**);
- System Sprintex Callis (Abb. 4.**5**);
- Lokomotionssystem der Fa. Kaphingst (Abb. 4.**6**).

Der Gangtrainer von Hesse (siehe Abb. 4.**3**) ist für schwerstbetroffene Patienten sicher gut geeignet. Statt drei werden nur ein bis zwei Therapeuten benötigt. Auch ist der Kraftaufwand der Therapeuten erheblich reduziert. Hesse hat in Studien gezeigt, dass die Therapieergebnisse von Gangtrainer und Laufband mit Gewichtsentlastung einander entsprechen. Bei den meisten schwerst betroffenen Patienten ist dieser Gangtrainer sicher zu empfehlen.

Die Anlage von Woodway (siehe Abb. 4.**4**) setzt genügend Platz und Raumhöhe (mindestens 3 m) voraus. Die Federgewichtszüge sind nicht punktgenau einstellbar. Damit variiert die Gewichtsentlastung durch Dehnung und Stauchung der Federn. Gewichtsentlastung ist nur in der Mitte des Laufbands möglich. Rollstuhlfahrer benötigen dadurch eine Rampe.

Gut sind verschiedene praktische Hilfsmittel, wie gepolsterte Sitze für die Therapeuten (Abb. 4.**7**) und verschiedene Haltegriffe auf verschiedenen Höhen für die Patienten (leider nicht stufenlos einstellbar). Am Griff stören die Bedienungsschalter ein bisschen. Gut wäre, wenn sie auch von unten zu bedienen wären, da der Therapeut oft unten am Bein des Patienten sitzt.

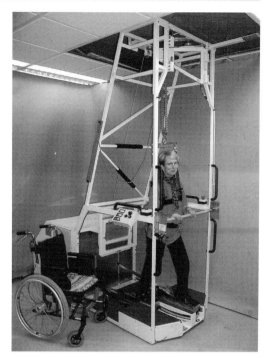

Abb. 4.**3**　Gangtrainer nach Hesse

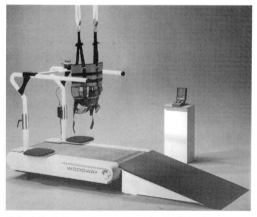

Abb. 4.**4**　Lokomotionssystem der Fa. Woodway

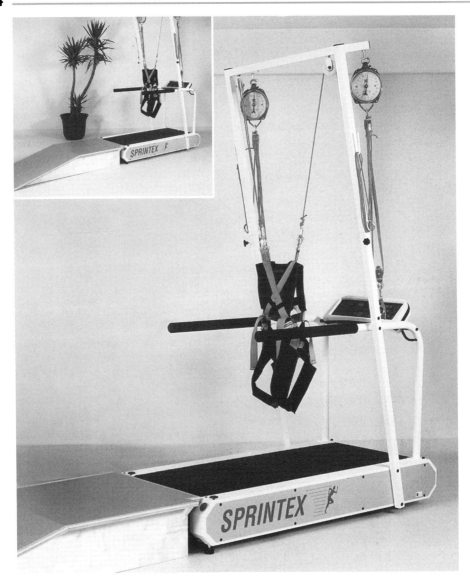

Abb. 4.**5** System Sprintex Callis

Das Lokomotionssystem der Fa. Kaphingst (siehe Abb. 4.**6** und Abb. 4.**8**) bietet eine gute Gewichtsentlastung über Flaschenzüge. Die Gewichte der Flaschenzüge stören, wenn ein Spiegel zur Eigenkontrolle des Patienten genutzt werden soll. Auch bei diesem System ist eine Rampe erforderlich. Die Aufhängung ist nur in der Laufbandmitte möglich. Die Haltegriffe sind stufenlos höhenverstellbar. Eine Raumhöhe von mindestens 3 Metern ist erforderlich.

In der Weiterentwicklung dieses Systems kam die Deckenschiene hinzu. Das ist positiv, weil damit auch für schwer betroffene Patienten keine Rampe erforderlich ist. Auch ist die Gewichtsentlastung mit Flaschenzug auf 5 kg genau einstellbar, und die Gewichtsplatten sind seitlich

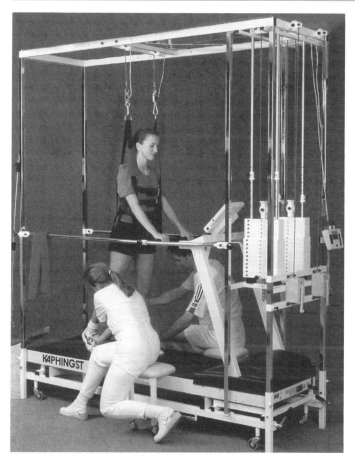

Abb. 4.**6** Lokomotionssystem der Fa. Kaphingst

Abb. 4.**7** Gepolsterte Sitze für die Therapeuten sind vorteilhaft.
▽

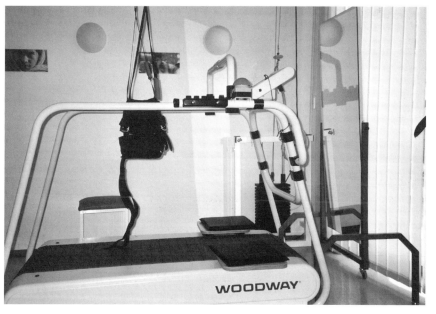

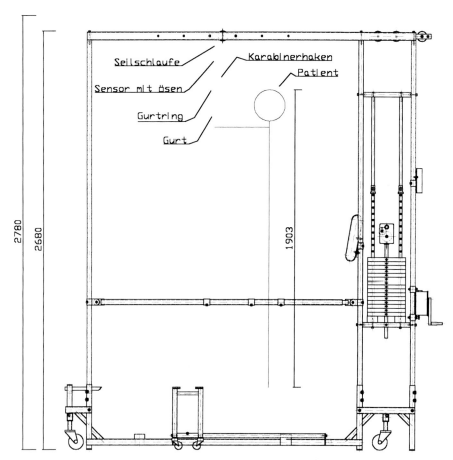

Abb. 4.8 Ein von der Fa. Kaphingst erstellter Plan für die Laufbandanlage für die Praxis der Autorin.

und stören z. B. den Blick in einen Spiegel nicht. Die erforderliche Deckenhöhe beträgt 2,9 Meter.

Erfahrungen in der Anwendung lassen weitere Entwicklungsschritte zu. Schön wären:

– eine erforderliche Deckenhöhe von 2,5 Metern zu ermöglichen;

– die stufenlose Gewichtsentlastung über Flaschenzug;

– variable Bedienungselemente;

– stufenlos einstellbare Haltegriffe.

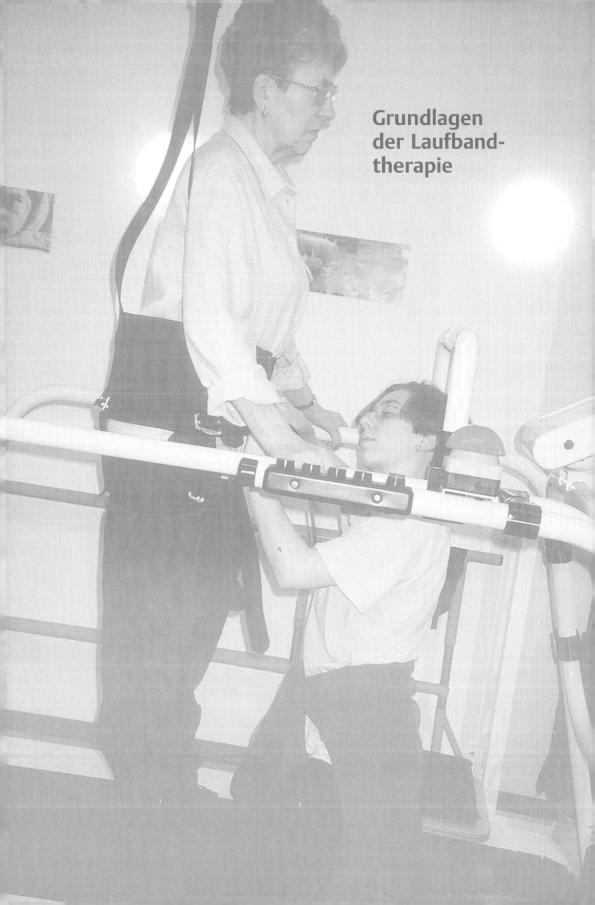

**Grundlagen
der Laufband-
therapie**

5 Grundlagen der Laufbandtherapie

Bei der Laufbandtherapie wird für die Gangschulung – einem bewährten Verfahren der Physiotherapie – ein Laufband und eine Vorrichtung zur Gewichtsentlastung hinzugefügt. So wird Gangschulung auch für schwer betroffene Patienten möglich. Alle Therapeuten wissen, wie mühsam oft das Üben des Gehens für diese Patienten und auch für sie selbst ist. Ein wiederholtes Üben mehrer Gangzyklen ist oft gar nicht möglich. Nicht selten haben die betroffenen Patienten Angst, dass sie fallen könnten. So gesehen, wundert der Erfolg der Laufbandtherapie mit Gewichtsentlastung eigentlich nicht. Der Gurt gibt Halt, der Patient hat seine Arme für ein Armpendel frei und der Gangzyklus kann wiederholt geübt werden.

In einer Londoner Studie (von 1986) haben die Forscher Arsenault, Winter, Marteniuk et al. Personen auf dem Laufband und zum Vergleich auf dem Gehweg gehen lassen. Bei jedem Gehversuch wurden EMG-Aufzeichnungen an folgenden Muskeln erhoben: M. soleus, Mm. rectus femoris und vastus medialis, M. biceps femoris und M. tibialis anterior. Es wurde nachgewiesen, dass beim Gehen auf dem Gehweg und beim Gehen auf dem Laufband die gleichen EMG-Profile auftraten. Nur der Bizeps femoris zeigte eine Ausnahme. Weiter zeigte sich, dass die EMG-Amplitude beim Gehen auf dem Laufband etwas geringer ausfiel als die beim Gehen auf dem Gehweg.

Die Forscher kommen zu folgender Schlussfolgerung: Unter Berücksichtigung der allgemeinen Ähnlichkeit der EMG-Profile ist Gehen auf dem Laufband zur Untersuchung des menschlichen Gangs geeignet.

Worin liegt nun aber der Unterschied zwischen dem Gehen auf dem Laufband und dem Gehen auf der Ebene?

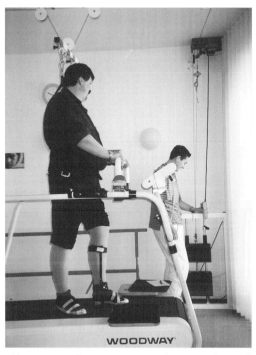

Abb. 5.**1**   Die Therapeutin startet den Motor des Laufbandes. Dem Patienten wird der Start des Gehens abgenommen.

– Der Start wird nicht vom Gehenden initiiert, sondern vom Motor des Laufbandes (Abb. 5.**1**).
– Beim Gehen auf dem Laufband gleicht jeder Schritt dem anderen. Es gibt keine Unebenheiten, keine plötzlichen Richtungswechsel.

Beide Unterschiede bergen entscheidende Vorteile:
– Der Start, den der Motor des Laufbands dem Patienten abnimmt, wäre für den Patienten ohne diese Hilfe erheblich schwerer. Gerade mit dem Start haben Patienten oft Probleme. Ohne Laufband müsste der Start von der Physiotherapeutin initiiert werden.

– Wenn jeder Schritt gleich ist, muss sich der Patient nicht mehr auf Unebenheiten und andere Störungen konzentrieren. So ist das Gehen zuerst ein „Gegangen werden", dann ein Gehen mit Hilfe und schließlich wird es automatisiert. Bei vielen Unebenheiten müssen die Patienten zu viel über jeden Schritt nachdenken. Das lenkt ab und verzögert das Automatisieren des Bewegungsablaufs, Gehen kann nicht gebahnt werden.

5.1 Laufbandtherapie im Vergleich mit anderen Therapieverfahren

5.1.1 Hilfsmittel: Lange Beinschiene

Lange Schienen werden auch heute noch vor allen bei inkompletten Querschnittlähmungen eingesetzt, um dem Patienten ein wenig Halt zu geben und so das Gehen zu ermöglichen. Der Vorteil besteht darin, dass der Patient ohne großen Aufwand zu Hause allein gehen bzw. das Gehen üben kann. Der Nachteil ist, dass ein falscher und unökonomischer Bewegungsablauf entsteht, dessen Ursache die (un-)funktionelle Knieversteifung ist.

5.1.2 Gehen im Wasser

Der Vorteil ist die anfängliche Gewichtsentlastung durch den Auftrieb. Dies ermöglicht Schreitbewegungen, die den Patienten motivieren. Weiter ist ein Herz-Kreislauftraining möglich.

Der Nachteil ist, dass diese Schreitbewegung nicht auf das Gehen auf der Ebene übertragbar sind. Auch die Entlastung entfällt außerhalb des Wassers. Weiter werden beim Gehen im Wasser gegen die entstehende Strömung des Wassers andere Muskelaktivitäten benötigt als außerhalb des Wassers. Das bedeutet, die Patienten erlernen durch die Therapie im Wasser nicht das Gehen auf der Ebene. Als ergänzende Therapie ist die Gangschulung im Wasser dennoch auch bei Laufbandpatienten sinnvoll.

5.1.3 Gehen im Barren, mit dem Rollator, mit Unterarmgehstützen

Der Vorteil ist, dass der Patient ohne großen Aufwand üben kann.

Der Nachteil sind die stützenden Arme. Wenn Patienten z. B. nach einer Beinverletzung teil entlasten müssen, stützen sie aus diesem Grund. Ist Belastung aber erlaubt, und kann ein Patient z. B. nur sehr schlecht stützen, sind diese Hilfsmittel nur bedingt geeignet. Sie reduzieren die Aktivitäten im Rumpf und lassen logischerweise kein Armpendel zu. Der Gehautomatismus wird zu wenig angeregt, das Gehen bleibt eine mühevolle Angelegenheit und der Patient auf diese Hilfsmittel angewiesen.

Laufbandtraining und Gehen mit dem Rollator oder mit Stützen schließen einander allerdings nicht aus. Ziel des Laufbandtrainings ist, den Einsatz dieser Hilfsmittel zu reduzieren oder entbehrlich machen zu können. Nicht immer kann das erreicht werden.

5.2   Laufbandtherapie in Kombination mit anderen Therapien

In Studien wird immer wieder gezeigt, dass eine Kombination von konventioneller Physiotherapie mit der Laufbandtherapie am effektivsten ist, um das Gehen wieder zu erlernen (siehe Kap. 1). So ist auch die Therapie im Wasser eine sinnvolle Ergänzung innerhalb der Rehabilitation. *Gehen* lernt der Patient aber nicht im Wasser. Das zu lernen, ist aber ein Hauptziel der Rehabilitation, wenn auch nicht das einzige.

Durch die Kombination von Laufbandtherapie und Physiotherapie kann die Rehabilitation beschleunigt werden. Die Patienten werden rascher gehfähig bzw. erreichen das Gehen erst durch die Laufbandtherapie. Gehstrecken werden länger, das Tempo höher. Erforderliche Hilfsmittel (z. B. Rollator oder Stützen) werden dabei selbstverständlich nicht ausgeschlossen.

5.3   Laufbandtherapie und Muskelaktivitäten

Die Laufbandtherapie bewirkt keine oder nur eine unwesentliche Zunahme der Muskel*kraft*. Das Gehen wird automatisiert und damit erst ermöglicht. Wenn man über jeden Schritt nachdenken muss, kommt man kaum vorwärts und muss sich sehr auf das Gehen konzentrieren. Das bindet enorm Kapazitäten. Das Gehen muss

aber scheinbar mühelos erfolgen, um ökonomisch zu sein.

Das richtige Zusammenspiel der einzelnen Muskeln ist entscheidend für den Gangautomatismus. Diese Synergien werden auf dem Laufband trainiert.

5.4   Gewichtsentlastung

Laufbandtherapie mit Gewichtsentlastung ist effektiver als ohne. Die Gewichtsentlastung führt zu einer Verbesserung der Gehgeschwindigkeit, die sich auch auf das Gehen ohne Laufband überträgt. Dies wiesen Visitin und Mitarbeiter an 100 Patienten mit Hemiparese nach (1998). Die Gewichtsentlastung soll aber nicht

zu groß sein. Als Kriterium sieht Hesse den Kniekollaps. Die Entlastung ist ideal, wenn der Patient sein Körpergewicht gerade ohne passive Überstreckung der Kniegelenke tragen kann. Auch eine Spastik kann das Knie in die Überstreckung bringen. Auch hier kann die Gewichtsentlastung nutzen.

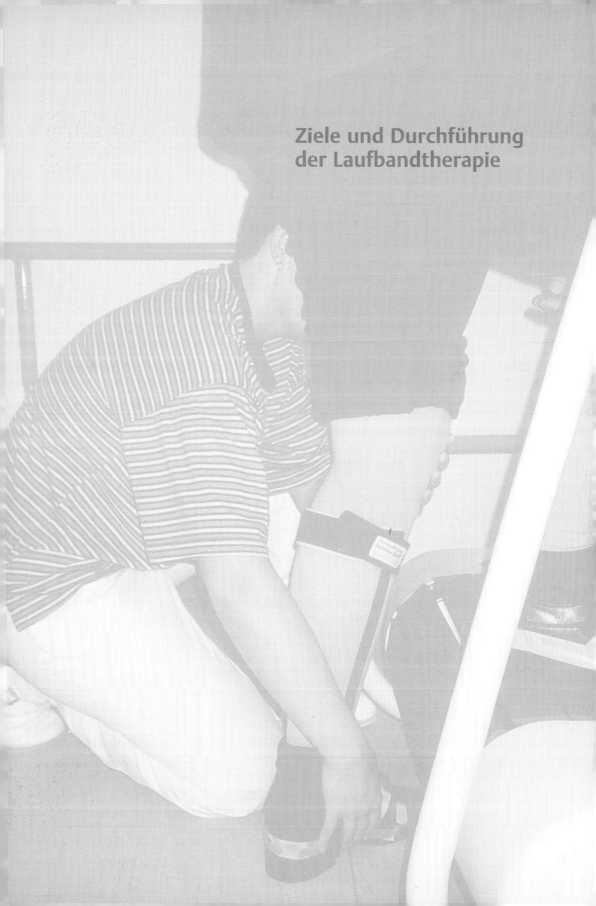

Ziele und Durchführung
der Laufbandtherapie

6   Ziele und Durchführung der Laufbandtherapie

Grundsätzlich gilt: Mit der Laufbandtherapie unter Gewichtsentlastung soll der physiologische Bewegungsablauf des Gehens best möglichst erreicht werden. Muss der Patient unter Gewichtsentlastung gehen, dann nur mit soviel Entlastung wie nötig und so wenig wie möglich. Maximal ist eine Gewichtsabnahme bis zu 50 Prozent des Körpergewichts möglich. Wenn wir vom physiologischen Gangbild ausgehen, müssen wir uns stets vergegenwärtigen, was das ist. Wir müssen die einzelnen Schrittphasen unterscheiden: Die Standbein- und Abdruckphase, die Spielbein- und Aufsetzphase. Diese Phasen können noch weiter unterteilt werden (siehe Kap. 3).

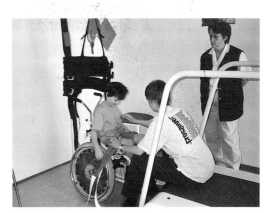

Abb. 6.1   Die Therpeutin legt dem Kind den Entlastungsgurt bereits im Rollstuhl an.

Mithilfe des Laufbands soll Folgendes erreicht werden:
- Die verschiedenen Phasen des Gehens sind mühelos, ökonomisch, ohne größeren Kraftaufwand möglich,
- Der Patient muss nicht über das Gehen nachdenken.

Procedere: Zuerst wird der Patient in das Gurtsystem gehängt. Den Gurt legt man dem Patienten am besten bereits im Rollstuhl so an, dass er sich beim Aufstehen nicht mehr verändert (Abb. 6.**1**). Sitzt der Gurt gut, kann der Patienten auf das Laufband gehoben werden (Abb. 6.**2**). Dies ist bei Patienten, die nicht mithelfen können, ganz passiv möglich.

Wird eine Rampe zum Laufband genutzt, legt man dem Patienten ebenfalls im Rollstuhl bereits den Gurt an und fährt den Patienten bis zur Laufbandmitte. Hier kann der Patient – falls nötig wieder passiv – aus dem Rollstuhl gehoben werden.

Zu Beginn kann der Patient sich am Laufband festhalten, um im Stehen die Balance zu finden.

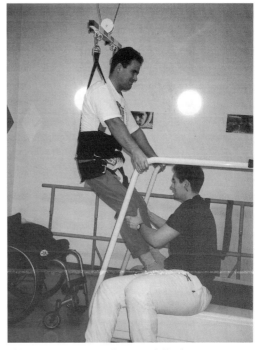

Abb. 6.**2**   Der Patient kann mithilfe des Gurts passiv aus dem Rollstuhl auf das Laufband gezogen werden.

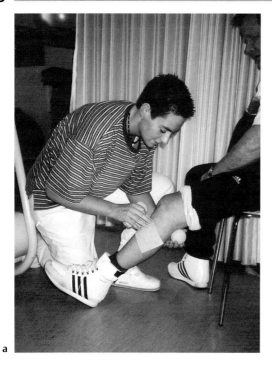

a

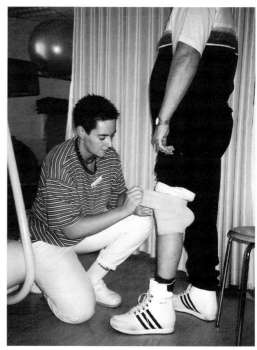

b

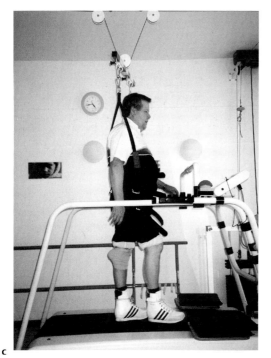

c

Abb. 6.**3 a-c** **a** Die Therpeutin legt den Tennisball in die Kniekehle des Patienten und **b** wickelt ihn fest. **c** Das Kniegelenk ist gesichert.

Dann soll er sich so wenig wie möglich mit seinen Händen festhalten, Mitbewegungen des Oberkörpers und der Armpendel sollten möglich sein. Grundsätzlich gilt: Wenig helfen und nur so viel Gewicht abnehmen wie nötig. Wenn der Patient sich in den Gurt setzt, ist kein Gehen mehr möglich. Klinisch ist es am besten, wenn man die Gewichtsabnahme nach den Kniegelenken ausrichtet, die nicht überstreckt werden sollen. Die Gewichtsentlastung soll so rasch wie möglich wieder reduziert werden.

Wichtig ist die Beurteilung der Standbeinphase. Übernimmt der Patient kein Gewicht, wird er nicht gehen lernen. Dennoch soll am Standbein das Kniegelenk nicht überstreckt werden. Ein guter Trick ist der in die Kniekehle eingewickelte Tennisball, der eine Überstreckung blockiert (Abb. 6.**3a-c**).

Weiter sind Becken-, Rumpf- und Kopfaufrichtung wichtige Voraussetzungen zum Erlernen des Gehens. Hier muss immer wieder korrigiert werden. Gehen vor einem großen Spiegel kann hilfreich sein, es darf aber nicht frustrierend wirken. Es gibt Patienten, die ihr Spiegelbild nicht ertragen. Der Spiegel darf auch nicht irritieren, z. B. bei optischen Wahrnehmungsstörungen. Bei Anopsien kann er nicht helfen. Bei gestörter Tiefensensibilität ermöglicht erst der Spiegel die Eigenkontrolle des Patienten.

Fallbeispiel

Bei einer jungen, 14-jährigen Patientin sah ich dies eindrucksvoll bestätigt. Sie hatte eine gestörte Tiefensensibilität und ging deshalb immer nach vorn gebeugt, um ihre Füße zu sehen. Nach weiteren Tumoren in der Halswirbelsäule bekam sie nach einer Operation einen Extensionsapparat für die HWS. Sie war nun nicht mehr in der Lage, ihre Füße zu sehen. Sie konnte nur noch im Rollstuhl sitzen und freute sich auf die Laufbandtherapie mit Spiegel.

Eine Therapieeinheit dauert etwa eine halbe Stunde inklusive Transfer auf das Laufband. Der Patient sollte zwei mal 10 Minuten gehen und dazwischen eine Pause von 5 Minuten einhalten. Selten sollte die Dauer der einzelnen Therapiesequenz länger als 10 Minuten dauern. Mehr würde die Patienten überfordern. Selbst Hochleistungssportler trainieren nicht bis an die Belastungsgrenze, sondern bis ca. 75 Prozent. Dieses Prinzip gilt auch hier. Wichtig ist, den Patienten nicht über seine Ermüdungsgrenze hinaus zu belasten. Die Therapeutin muss die kardiopulmonalen, aber auch die neurologischen (z. B. Zunahme der Spastik) Ermüdungszeichen des Patienten erkennen.

Auf dem Laufband sollte der Patient mit Schuhen gehen. Bei erforderliche Orthesen oder z. B. bei Absatzerhöhungen sind die angepassten Schuhe die Voraussetzungen für ein gleichmäßiges Gangbild. Hilfreich können auch Bandagen während der Therapie sein (Abb. 6.**4a-e**). Barfuß zu gehen ist erheblich schwerer. Ist es aber möglich, kann man die erheblich bessere Sensibilität nutzen.

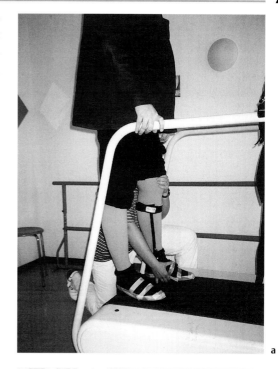

a

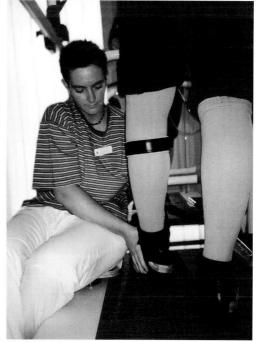

b

Abb. 6.**4a** bis **e**
a Der Patient trägt seine Peronäusschiene.
b Die Therapeutin unterstütz das geschiente Standbein.

Abb. 6.**c** bis **e**   ▷

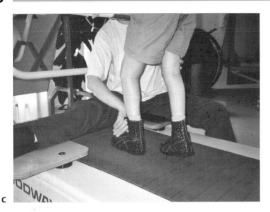

c

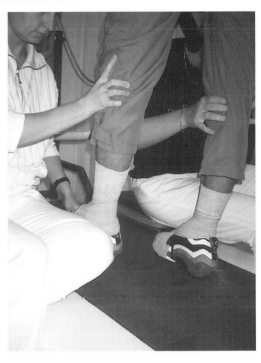

e

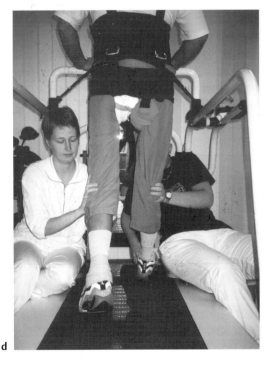

d

Abb. 6.**4c** bis **e**
c Gehen mit orthopädischen Schuhen
d und **e** Bandagen verhindern das Fallen der Füße.

Wichtig ist, möglichst bald das Pendeln der Arme zu erreichen. Damit wird der Geh-Automatismus entscheidend angeregt.

Der Patient erfährt ein enormes Koordinationstraining durch das „Gegangen werden". Selektiv können verschiedene Gangzyklen erarbeitet bzw. kontrolliert werden. Die Hilfen der Therapeutin werden kontinuierlich reduziert. Immer längere Gehstrecken sollen in kürzerer Zeit erreicht werden.

Bei Patienten, die noch nie auf dem Laufband waren, sollte das Training am besten täglich durchgeführt werden. Ist der Patient ausreichend belastbar, wären sogar zwei Einheiten täglich gut. Hat der Patient während der Rehabilitationsphase bereits Fortschritte erzielt, genügen zwei Therapieeinheiten wöchentlich, um das Gehvermögen des Patienten zu erhalten bzw. weitere kleine Verbesserungen zu erreichen. Zu lange Therapiepausen führen erfahrungsgemäß zu Rückschritten.

In der Akut- oder Rehabilitationsklinik sollte 5-mal pro Woche 20 Minuten täglich geübt werden. Die gesamte Rehaphase sollte 6 Wochen bis 3 Monate andauern (Kaiser 1998).

Nach dem Laufbandtraining sollte der Patient die Gelegenheit haben, das Gehen auf der Ebene zu üben. So wird man dem Ziel der Therapie gerecht (Abb. 6.**5**).

Eine sorgfältige Dokumentation der Zwischenergebnisse und der Therapie ist von größter Bedeutung. Videoaufzeichnungen sind dabei sehr hilfreich.

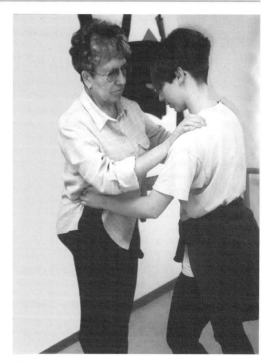

Abb. 6.**5**   Nach dem Laufbandtraining, geht die Patientin auf der Ebene.

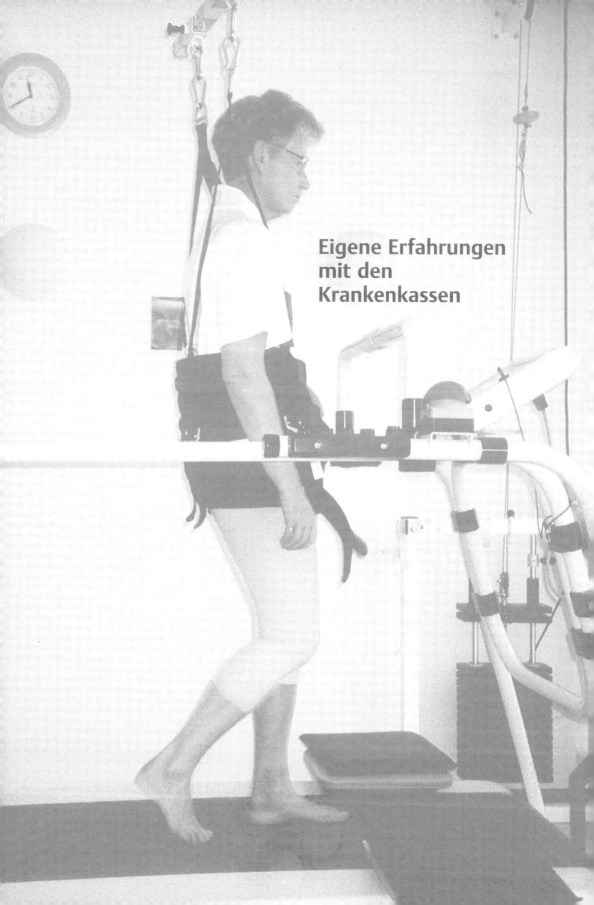

**Eigene Erfahrungen
mit den
Krankenkassen**

7 Eigene Erfahrungen mit den Krankenkassen

Die Gangschulung ist eine Abrechnungsposition im Heilmittelkatalog. Wird Gangschulung nach Verordnung auf dem Laufband durchgeführt, gibt es kein Problem. Die Kassen bezahlen diese Leistung zum festgelegten Tarif für Gangschulung.

Auf zwei Probleme aus meiner täglichen Praxis möchte ich dennoch an dieser Stelle eingehen.

1. Ich biete auch den Patienten die Laufbandtherapie an, die mit der Verordnung „Physiotherapie auf neurophysiologischer Basis" kommen.
2. Zwei, manchmal drei Physiotherapeutinnen sind für die Durchführung der Gangschulung auf dem Laufband erforderlich, mindestens eine (oft zwei) arbeitet somit ohne Bezahlung.
   Dieses Problem stellt sich nicht nur in einer Praxis, es entsteht auch in Akut- und Rehabilitationskliniken oder in großen ambulanten Rehabilitationseinrichtungen.

Wie können diese wirtschaftlichen Probleme gelöst werden?

Separater Vertrag mit den Kassen

Ich möchte einen separaten Vertrag mit den Kassenverbänden empfehlen. Die Laufbandtherapie ist wirksam, das ist nachgewiesen. Auch dass Patienten mit ihr schneller rehabilitiert werden können, ist nachgewiesen. Beides liegt im Interesse von Kostenträgern. Also stellte ich einen Antrag.

Lesen Sie nun die Antwort einer Krankenkasse auf meinen Antrag, die Laufbandtherapie abrechnen zu dürfen:

Ihr Antrag auf Lokomotionstherapie am Laufband

Mit Ihrem Schreiben vom (Datum) stellten Sie einen Antrag auf individuelle Leistungsvergütung der Lokomotionstherapie am Laufband.

Ihre Zulassungsunterlagen haben wir zwischenzeitlich nach entsprechender Bewertung zuständigkeitshalber übersandt bekommen.

Da es sich bei der Lokomotionstherapie um eine relativ neue Behandlungsmethode handelt, kann sie zur Zeit keinen Eingang in unsere Verträge finden. Uns bleibt letztendlich die individuelle Einzelfallprüfung unter Einbeziehung des Medizinischen Dienstes der Krankenkassen, inwieweit bei der Indikationsgruppe, Patienten mit inkompletter Querschnittlähmung (z. B. nach Rückenmarkskompression, bei Missbildungen, Rückenmarksinsuffizienzen, Myelo-Menigocele), einer Kostenübernahme zugestimmt werden kann.

Die entsprechenden medizinisch begründeten Anträge bzw. fachärztlichen Atteste sind von den Patienten in ihrer jeweiligen Geschäftsstelle unter Beifügung Ihres Kostenvoranschlages zu stellen.

Die Geschäftsstellen haben wir hiervon mit gleicher Post informiert.

Wir hoffen, dass Sie diese Nachricht begrüßen werden und verbleiben
mit freundlichen Grüßen

Leider war diese Krankenkasse nur bereit, die Diagnose „Inkomplette Querschnittlähmung" in den Vertrag aufzunehmen. Auch nach Widerspruch sah sich diese Kasse nicht in der Lage, die Diagnosen „Hemiparese" und „Multiple Sklerose" mit in den Vertrag aufzunehmen. Bei Einzelfallanträgen war diese Krankenkasse dennoch sehr kooperativ.

Nach meiner Erfahrung sind die Krankenkassen der bestmöglichen Therapie und uns Physiotherapeuten gegenüber sehr aufgeschlossen.

Wenn die Patienten schneller wieder gehfähig werden, werden sie für die Kassen „preiswerter". Dies ist – ökonomisch betrachtet – das Hauptinteresse einer Versicherung.

Eine andere große Krankenkasse genehmigte sofort meinen ersten Einzelfallantrag, allerdings zu einem nicht akzeptablen Preis: 60 Minuten Therapie mit zwei Therapeuten sollten mit 26,50 DM vergütet werden!

Eine andere, kleinere Krankenkasse antwortete nicht auf meinen Antrag, den ich für einen Patienten mit einer inkompletten Querschnittlähmung stellte. Dieser Patient wurde zuvor mit Laufbandtherapie in einer Rehabilitationseinrichtung behandelt, konnte dabei aber seine Möglichkeiten nicht voll ausschöpfen. Einer Verlängerung seiner Zeit im Rehazentrum wurde nicht zugestimmt. Um so glücklicher war er, als er von der Möglichkeit erfuhr, diese Therapie ambulant fort zu setzen. Er stellte selbst einen Antrag auf Fortführung der Laufbandtherapie. Seine Krankenkasse lehnte den Antrag ab. Auch sein Widerspruch hatte keinen Erfolg.

Hier nun ein Beispiel eines Antrags auf Laufbandtherapie, der für einen Patienten mit doppelseitiger Hemiplegie gestellt wurde:

An die
Krankenkasse

Sehr geehrte Damen und Herren,

bezug nehmend auf unser Telefonat stelle ich hiermit den Antrag auf Vergütung der auf dem beiliegendem Rezept verordnetem Laufbandtherapie.

Für diese Therapie wird ein Laufband mit Gewichtsentlastung (Teilaufhängung) benötigt. Weiter benötigt der Patient zwei Therapeuten gleichzeitig, um beim Gehen ausreichend Hilfestellung zu erhalten. Mit Hilfe des Lokomotionsgerätes gelingt es, den Patienten in die Aufrichtung zu bringen und mit ihm viele Schritte zu gehen. Dies misslingt am Rollator. Außerdem verhindert bei diesem Patient eine starke Spastik rechts eine ausreichende und gleichmäßige Schrittlänge, die auf dem Laufband gut zu erzielen ist.

Andere Therapien hatten nicht den gewünschten Erfolg.

Die ärztliche Verordnung für diese Therapie lege ich bei.

Ich hoffe auf baldige Zusage im Sinne unseres Patienten und Ihres Versicherten.

Mit freundlichen Grüßen

Dieser Antrag wurde genehmigt und der Patient hatte den gewünschten Erfolg. Er kann heute trotz seiner doppelseitigen Hemiparese (nach mehreren Schlaganfällen) selbständig ein paar Schritte mit einem Stock in häuslicher Umgebung gehen. Vor der Therapie hatte er selbst bei jedem Transfer große Mühe.

Einen weiteren Antrag an eine Krankenkasse stellte ich für eine 8jährige Patientin mit spastischer Diplegie und Zust. n. nach Beckenosteotomie nach Salter rechts mit Beckenspan-Entnahme am rechten Os Ileum nach Subluxation des rechten Hüftgelenkes bei ausgeprägten Hüftdysplasien beidseits und Coxae valga.

Sehr geehrte Damen und Herren,

hiermit stelle ich den Antrag auf Vergütung der Laufbandtherapie mit Lokomotionsgerät für die oben genannte Patientin. Ich bitte hiermit um eine Einzelfallentscheidung. Wir möchten für diese Therapie pro Behandlung 2 mal die Position 20703, das heißt die Behandlung auf neurophysiologischer Basis bei angeborenen oder frühkindlich erworbenen Störungen, und die Position 21102, das heißt die Extension mit einem Großgerät, hier die Gewichtsentlastung auf dem Laufband. Die Patientin hat eine frühkindlich erworbenen Zerebralparese. Die Extension benötigen wir, um dem Kind nach der Umstellungsosteotomie die nötige Gewichtsentlastung zu gewährleisten. Die Patientin darf belasten, schafft es aber noch nicht. Wir möchten die Position 20703 pro Behandlung 2 mal abrechnen, weil für diese Therapie zwei Therapeuten erforderlich sind.

Mit freundlichen Grüßen
Anlage: Medizinische Begründung

Medizinische Begründung
Diese Therapie ist für die Patientin aus mehreren Gründen indiziert:
    Weil die Patientin vor der Operation gehen konnte und zu hoffen ist, dass sie durch das Laufbandtraining schneller als durch herkömmliche Therapie und eventuell sogar mit einem besseren Gangbild als vor der Operation wieder gehen lernen kann.
    Die neurophysiologischen Bewegungsmuster werden trainiert und die Ganggeneratoren angeregt.
    Die Patientin darf zwar jetzt nach der Operation wieder voll belasten, kann es aber noch nicht. Mit der Laufbandtherapie kann sie die für sie ideale Gewichtentlastung bekommen. Durch die Aufhängung im Entlastungsgurt, kann die Patientin angstfrei gehen und erfährt eine gute Motivation für die Therapie.
    Sie kann auf dem Laufband wesentlich mehr Schritte gehen, als auf der Ebene mit einem Hilfsmittel und kann sogar den Armpendel einsetzen.

Unterschrift der Therapeutin:
Unterschrift des Arztes:

Über diesen Antrag war bis zur Fertigstellung des Buches nicht entschieden. Er wurde vom Medizinischen Dienst der Krankenkasse geprüft.

Lesen Sie nun die Aufstellung eines Kostenvoranschlages für die Laufbandtherapie:

Kostenvoranschlag für die Laufbandtherapie:

Therapiedauer: Zunächst 10 Laufbandtherapieeinheiten bis zu fünf mal pro Woche plus und je nach weiteren Verordnungen die entsprechende Behandlung.

Eine Behandlungseinheit beträgt mindestens 25 Minuten. Es werden 2 Therapeuten benötigt.

Die Position „Extension in einem Großgerät" muss 2 mal abgerechnet werden: Der Patient erfährt durch die Aufhängung eine Gewichtsentlastung und dann kann nach den Prinzipien der physiologischen Lokomotion behandelt werden.

Die Preise für diese Therapie orientieren sich am Heilmittelkatalog, d. h.

für mindestens 25 Minuten Therapie mit 2 Therapeuten bekommen Physiotherapeuten 2 mal die Gebühr für die Position „Krankengymnastik auf neurophysiologischer Grundlage" und 1 mal die Gebühr für die Position „Extension mit einem Großgerät".

Je nach Verordnung ist es auch möglich, doppelte Zeiteinheit genehmigt zu bekommen.

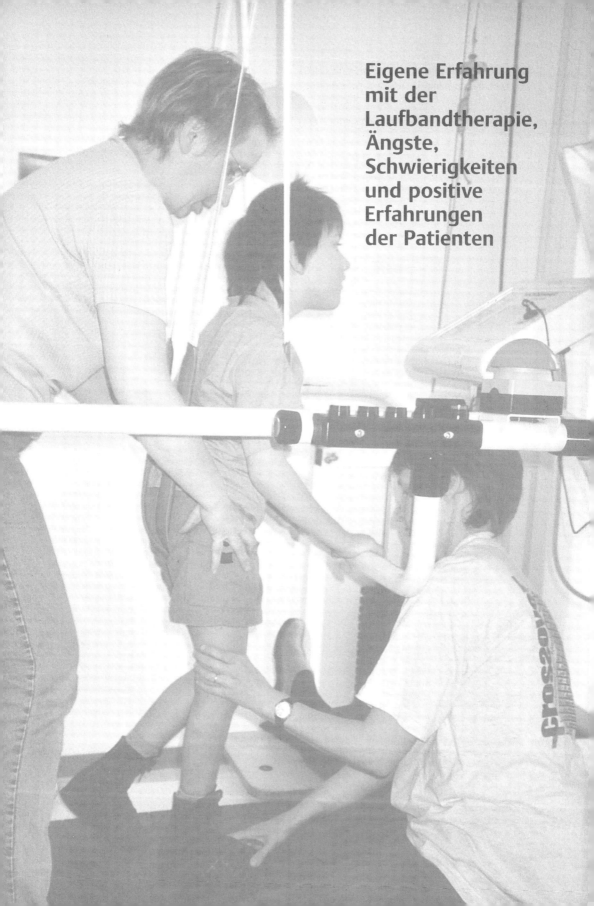

Eigene Erfahrung mit der Laufbandtherapie, Ängste, Schwierigkeiten und positive Erfahrungen der Patienten

8 Eigene Erfahrung mit der Laufbandtherapie, Ängste, Schwierigkeiten und positive Erfahrungen der Patienten

8.1 Selbst durchgeführte Befragung von 10 Patienten

8.1.1 Fragebogen zur Laufbandtherapie in einem Behandlungszeitraum von 10 Wochen:

---

1. **Befragung zu Beginn der 10wöchigen Laufbandtherapie**

1.1 Alter:
Geschlecht: weiblich ..... männlich .....
Gewicht:
Größe:

1.2 Welche Erkrankung haben Sie? Weshalb benötigen Sie Laufbandtherapie?

1.3 Wie lange haben Sie diese Erkrankung schon?

1.4 Parallelerkrankungen?

1.5 Welche Behandlungen fanden vor der Laufbandtherapie statt?

1.6 Welche anderen Behandlungen fanden während der Laufbandtherapie statt?

1.7 Gehfähig vor der Laufbandtherapie:
ja ... nein ... Index (s. u.) ...

1.8 Gehfähig nach der Laufbandtherapie
ja ... nein ... Index ...

(Beurteilung nach Ambulation Index der Fachklinik Ichenhausen von 01/1993, siehe Box, S. 91)

1.9 Anzahl der Laufbandbehandlungen in den 10 Wochen?

1.10 Wie oft fand die Behandlung pro Woche statt?
...-mal, je ... Minuten

1.11 Wie viel Gewichtsentlastung wurde vorgenommen?
   1. Behandlung: ... kg, entspricht ...% des Körpergewichts
   5. Behandlung: ... kg, entspricht ...% des Körpergewichts
  10. Behandlung: ... kg, entspricht ...% des Körpergewichts
  15. Behandlung: ... kg, entspricht ...% des Körpergewichts
  20. Behandlung: ... kg, entspricht ...% des Körpergewichts
  25. Behandlung: ... kg, entspricht ...%% des Körpergewichts

1.12 Mit welchen Behandlungen wurde die Laufbandtherapie unmittelbar kombiniert?

1.13 Erwartungen und Motive vor der Laufbandtherapie?

1.14 Wurden die Erwartungen bisher erfüllt?
ja ... nein ... zum Teil ...

1.15 Wenn nein, welche Erwartungen wurden nicht erfüllt?

1.16 Wenn ja, welche Erwartungen konkret wurden erfüllt?

1.17 Ängste vor bzw. während der Laufbandtherapie?
Hatten Sie Angst vor dem Stehen?
... dem Gehen?
... aus dem Sitz hoch zu kommen?

1.18 Andere Ängste?

1.19 Wie wirkten sich die erworbenen Verbesserungen durch die Laufbandtherapie auf Ihre Lebensqualität aus?

2. Befragung nach 10 Wochen

2.1 Hielten die erreichten Verbesserungen an?
ja … nein … eine Zeit lang:
Wenn ja, wie lange?

2.2 Was würden Sie heute als Patient in der Laufbandtherapie anders machen?

3. Kosten-Nutzen-Rechnung der Fortschritte nach 10 Wochen (z. B. Erreichen einer anderen Pflegestufe):

3.1 Gesamtkosten der 10 Wochen für den Patienten in DM?

3.2 Gesamtkosten für die Krankenkasse in DM?

3.3 Kosten alternativer Behandlung/Pflegekosten ohne Laufbandtherapie für den Patienten in DM?

3.4 Kosten alternativer Behandlung/ Pflegekosten ohne Laufbandtherapie für die Krankenkasse in DM?

3.5 Fand eine berufliche Rehabilitation vor der Laufbandtherapie statt?
ja … nein …

3.6 Fand eine berufliche Rehabilitation durch die Laufbandtherapie statt?
ja … nein …

3.7 Treiben Sie Sport?
ja … nein …

3.8 Bemerkungen:

3.9 Kamen Sie in eine andere Pflegestufe?
ja … nein …

3.10 Erhöhten sich Ihre Behandlungskosten insgesamt?
ja … nein …

3.11 Wenn ja, wodurch? (z. B. Fahrtkosten)

3.12 Wenn nein, wodurch reduzierten sich die Kosten? (z. B. weniger Pflegeaufwand)

4. Erfahrungen Patient/Therapeut nach 10 Wochen

4.1 Erfahrungen des Patienten mit der Laufbandtherapie?

4.2 Erfahrungen der Therapeutinnen mit der Laufbandtherapie?

8.1.3 Auswertung von 10 vollständig ausgefüllten Fragebögen

Anlass für die Befragung war nicht das Erfassen eines einzelnen Krankheitsbildes, sondern das Erfassen verschiedener Patienten und eine Betrachtung ihrer Gesamtsituation.

– Von den 10 befragten Patienten waren 7 männlich, 3 weiblich.

– Das Alter der Patienten lag durchschnittlich bei 53,6 Jahre.
Der jüngste Patient war 32 Jahre, der älteste Patient war 74 Jahre alt.

– Krankheitsbilder:
3 Patienten haben MS, 2 eine inkomplette Querschnittlähmung, 5 eine Hemiparese.

(Kinder und Patienten mit seltenen Krankheitsbildern wurden nicht befragt.)

– Bei 4 von 10 Patienten verbesserte sich die Gehfähigkeit wesentlich.

– Bei einem Patienten fielen die Leistungen der Pflegeversicherung durch die Laufbandtherapie weg.

– Bei einem Patienten fand eine berufliche Rehabilitation statt.

– Erwartungen der Patienten:
Von den 10 Patienten gaben 7 an, dass ihre Erwartungen erfüllt worden waren.
3 Patienten gaben an, dass sie ihre Erwartungen nicht erfüllt sahen. Bei 2 von diesen 3 Patienten wurde eine wesentliche Verbesserung des Gehens erreicht, die dritte Pa-

tientin gab an, dass ihre Verbesserungen anhielten.

– Bei allen 10 Patienten lag die Grunderkrankung 2 Jahre oder länger (bis zu 18 Jahren) zurück.

– Um so erfreulicher ist die *verbesserte Lebensqualität*, die 5 Patienten angeben.
Eine Patientin spricht von einer Erhaltung ihrer Lebensqualität. Sie wurde auch schon lange vor dieser Befragung mit diese Therapie behandelt und hatte ihren optimalen Leistungsstand dadurch längst erreicht.

– Von den 4 Patienten, die keine Verbesserung ihrer Lebensqualität angaben, hatten 2 eine wesentliche Verbesserung ihrer Gehqualität erreicht und eine Patientin gab an, ihre Erwartungen zum Teil erfüllt zu sehen.

– Bei 9 Patienten sehen die Therapeuten Verbesserungen der Gehqualität und/oder -quantität, bei der 10. Patientin einen psychischen Effekt.

Gesamtbeurteilung: Dieser Fragebogen ist sicher nicht repräsentativ. Er soll das subjektive Empfinden des Patienten darstellen und in den Vordergrund rücken.

– Die Kostensenkung bei 2 von 10 chronisch kranken Patienten ist bemerkenswert.

– Durch die berufliche Rehabilitation eines Patienten und

– durch den Wegfall der Pflegestufe 1 eines anderen Patienten wird das Kosten-Nutzen-Verhältnis deutlich.

– Der finanzielle Nutzen der Krankenkassen übersteigt bei weitem die Kosten für die Laufbandtherapie für alle 10 Patienten!

Ambulation Index der Fachklinik Ichenhausen von 01/1993

0 = voll belastbar

1 = unauffälliger Gang, Ermüdung bei stärkerer körperlicher Belastung

2 = auffälliger Gang oder episodische Unsicherheit, Patient kann 8 Meter Gehstrecke in 10 Sekunden oder weniger bewältigen

3 = Patient kann selbständig gehen, bewältigt 8 Meter in 20 Sekunden oder weniger

4 = Patient braucht einseitig Hilfe durch einen Stock oder eine Unterarmgehstütze, bewältigt 8 Meter in 20 Sekunden oder weniger

5 = Patient braucht beidseitige Gehhilfe durch 2 Stöcke, Stützen oder Gehwagen und bewältigt so 8 Meter in 20 Sekunden oder weniger
oder
Patient braucht einseitige Gehhilfe, benötigt aber für 8 Meter mehr als 20 Sekunden

6 = Patient braucht beidseitig Gehhilfe, benötigt für 8 Meter mehr als 20 Sekunden und benutzt gelegentlich einen Rollstuhl

7 = Gehfähigkeit ist auf wenige Schritte mit beidseitiger Unterstützung beschränkt, Patient kann keine 8 Meter gehen, benutzt meistens den Rollstuhl

8 = Patient ist auf den Rollstuhl angewiesen, kann sich jedoch selbständig umsetzen

9 = Patient ist auf den Rollstuhl angewiesen, kann sich nicht selbständig umsetzen

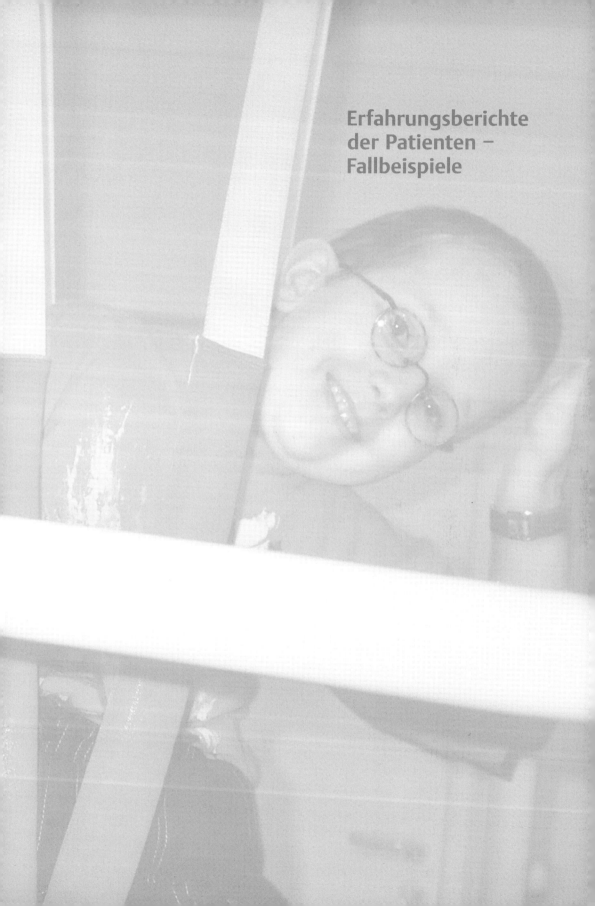

Erfahrungsberichte
der Patienten –
Fallbeispiele

9   Erfahrungsberichte der Patienten – Fallbeispiele

▧▧▧▧▧   Herr P. aus H.

Herr P. hat eine Hemiparese nach Schlaganfall.
   Er schreibt:

   „Zur Laufbandtherapie bin ich durch meine Therapeutin gekommen. Ich konnte vor der Therapie nur wenige Schritte mit Hilfe von zwei Therapeuten gehen. Jetzt, nach einem halben Jahr, kann ich mit einem Stock selbständig gehen.

   Das ist für mich unbeschreiblich.

   Ich kann diese Therapie allen ähnlich Betroffenen empfehlen. Auch heute mache ich weiter, weil ich merke, dass ich nach jeder Therapieeinheit besser und leichter gehe."

▧▧▧▧▧   Frau M. aus F.

Frau M. hat MS.
   Sie schreibt:

„Für mich ist es wichtig stressfrei zu gehen, ohne Angst vor dem Fallen haben zu müssen. Ich fühle mich auf dem Laufband sicher und kann hier meine Körperhaltung und den Bewegungsablauf im Spiegel vor mir kontrollieren und mit Hilfe der Therapeutin verbessern. Zeitweise spüre ich meine Atmung ganz klar. Nachher bin ich müde, aber trotzdem glücklich und mit mir zufrieden. Ich habe wieder Hoffnung und es macht Sinn zu leben. Ich bin selbständiger und unabhängiger geworden."

▧▧▧▧▧   Herr D. aus H.

Herr D. hat eine Hemiparese nach Schlaganfall.
   Er schreibt:

„Ich bin durch einen anderen Patienten zu der Laufbandtherapie gekommen. Danach habe ich mit meinem Arzt gesprochen und er hat mir diese Therapie empfohlen. Vor der Therapie saß ich im Rollstuhl. Jetzt, nach einem halben Jahr, kann ich mit zwei Unterarmgehstützen bei mir zu Hause gehen. Das ist für mich eine große Erleichterung im Alltag. Nach jeder Therapiestunde kann ich leichter gehen. Diesen Erfolg will ich nicht mehr missen."

▧▧▧▧▧   Herr A.W. aus F.

Herr A.W. hat MS. Er ist Betriebswirt und seit 11/1991 Rentner.
   Er schreibt:

„Ich habe die Erkrankung MS im November 1983 bekommen. Bis 1988 verlief meine Erkrankung leicht schleichend. 1988 bekam ich einen starken Schub mit Beeinträchtigung der Gehfähigkeit. Nach dem Aufenthalt in der Universitätsklinik Köln mit Behandlung mit Cortison und Physiotherapie für 4 Wochen war meine Beeinträchtigung fast komplett behoben. Bis 1993 hatte ich in unregelmäßigen Abständen leichte Schübe. Auch meine Sehfähigkeit und die Augenmuskulatur waren davon betroffen. Nach Behandlung mit Cortison und Physiotherapie wurde ich immer wieder beschwerdefrei. Ab 1993 hatte ich keinen Schub mehr. Seitdem nehme ich keine Medikamente mehr, jedoch verstärkt Vitamine, täglich Lebertran und Nobilin Q10 und bei Bedarf Acerola, ein Vitamin C.

   Heute, im Mai 2000, kann ich mit Gehhilfen, Stock oder Rollator, gehen, und für längere Strecken nehme ich den Rollstuhl.

   Ich werde heute zwei Mal wöchentlich mit Physiotherapie auf neurophysiologischer Grundlage behandelt. Ein Mal wöchentlich mache ich ein Gehtraining in der Sporthochschule Köln und ein Mal wöchentlich nehme ich am Rollstuhltraining in der Sporthochschule Köln teil. Ein Mal jährlich bekomme ich eine stationäre Rehabilitationkur mit Physiotherapie, Wassergymnastik und teilweise Hippo- und Laufbandtherapie.

Seit dem 4. 11. 1998 mache ich die Laufband-therapie regelmäßig ein Mal wöchentlich.

Durch eine Anzeige wurde ich darauf aufmerksam, dass es vor Ort diese Laufbandtherapie ambulant gibt. Nach der Klärung der Kostenübernahme nehme ich seit dem 4.11.1998 die Laufbandtherapie regelmäßig ein mal wöchentlich in Anspruch.

Zu Beginn der Therapie erfolgte eine Beweglichkeitsbefundaufnahme insbesondere der Beine, die etwas später durch eine Videoaufnahme festgehalten wurde. Während meiner früheren Rehabilitation war die Laufbandtherapie immer ohne Gewichtsentlastung. Die Behandlung heute erfolgt immer mit Gewichtsentlastung. Der Gurt drückte anfangs etwas. Da durch den Beckengurt, der mit einer Halterung an der Decke befestigt ist, das Körpergewicht etwas minimiert werden kann, ergab sich hieraus für mich ein leichteres und damit angenehmeres Gehverhalten.

Durch einen vor dem Laufband stehenden Spiegel kann ich meine Gehtätigkeit verfolgen. Geschwindigkeit, Laufleistung sowie Neigungswinkel werden von der Krankengymnastin eingestellt und können von mir auf der Anzeige verfolgt werden. Die ersten Laufband-Aktionen erfolgten auf dem Laufband zusammen mit der Krankengymnastin, die hinter mir ging. Sie achtete auf die richtige und gerade Haltung, wobei ich mich an den seitlichen Haltestangen bei Bedarf leicht festhalten konnte. Mit zunehmendem Laufbandtraining fällt es mir leichter, mich auf dem Band auch freihändig und ohne die auf dem Band mitgehende Krankengymnastin zu bewegen. Der Griff zur Haltestange wird jedoch – unbewusst aus Sicherheitsgründen – notwendig, wenn eine Veränderung des Laufbandes vorgenommen wird, oder wenn ich meinen Kopf und damit auch meine Augen nach rechts oder links bewege.

Das Gurt lösen und Absteigen vom Laufband bereitet mir derzeit keine Probleme. Meine Erholungsphase, die ich benötige, ist relativ kurz.

Als zusätzliche krankengymnastische Therapie finde ich für mich die Laufbandtherapie sehr gut, da vor allem meine Beinmuskulatur gestärkt(*) und sich damit meine Beweglichkeit und Gehfähigkeit verbessert bzw. zumindest bestehen bleibt."

* Anmerkung der Autorin: Dies ist das subjektive Empfinden des Patienten. Eine Kräftigung im eigentlichen Sinne findet nicht statt. Aber er kann seine Beine leichter benutzen, weil das Gehen als Ganzes wieder gebahnt wird. Es findet kein Training einzelner Muskeln statt.

Herr K.S. aus H.

Herr K.S. hat eine inkomplette Querschnittlähmung.

Er schreibt:

„Im Februar 1995 erlitt ich bei einem Arbeitsunfall eine Trümmerfraktur des 1. Lendenwirbelkörpers mit einer daraus resultierenden motorisch wie sensibel inkompletten und schlaffen Querschnittlähmung. Nach dem Unfall stellte sich eine gewisse Sensibilität in den Beinen schon nach wenigen Tagen ein, in den ersten drei Monaten war jedoch durch den spinalen Schock keinerlei willkürliche Muskulaturbewegung möglich. Trotzdem hatte ich immer das Gefühl die Funktionen gedanklich „erreichen" zu können und bemerkte sehr schnell, dass gewisse Übungen, Fahrradfahren (motorisches Bewegen der Beine) und auch das Stehen in einem Standgerät sich positiv auswirkten.

Ich interessierte mich deshalb schon bald für weitergehende Therapieformen.

Auf die Möglichkeit eines sogenannten Lokomotionstraininigs auf einem Laufband wurde ich dann auch schon wenige Wochen nach meinem Unfall aufmerksam. Zu dieser Zeit wurde das Laufbandtraining mit großen Worten als eine Art Wundermittel in den Medien vorgestellt und große Hoffnungen seitens der Betroffenen geweckt. Bei genauerem Studium der Berichte und auch nach Rücksprache mit Herrn Dr. A. Wernig von der Uniklinik Bonn, dem „Erfinder" der Laufbandtherapie für Querschnittgelähmte, welcher zu dieser Zeit eng mit der Querschnittabteilung der Klinik in Langensteinbach bei Karlsruhe zusammenarbeitete, wurde jedoch offensichtlich, dass die Laufbandtherapie nicht für jeden Patienten geeignet ist. Im normalen Laufbandprogramm wird auf das Einstudieren eines automatisierten Schreitprozesses innerhalb relativ kurzer Zeit (ca. 8–12 Wochen) hingearbeitet. Voraussetzung dafür ist, dass Restfunktionen erhalten geblieben sind und ein Stehen aus eigener Kraft oder durch Spastik möglich ist.

Da diese Voraussetzungen bei mir nicht erfüllt waren, fand ich zunächst im Laufbandprogramm der Rehabilitationsklinik Langensteinbach keine Aufnahme. Meine Erwartungen an das Laufbandtraining waren jedoch von vorne herein anders geartet. Durch die Art meiner Rückenmarkverletzung und der daraus resultierenden schlaffen Lähmung war mir immer bewusst, dass ein kurzfristiger Erfolg nicht erzielt werden kann. Ich habe mich dennoch aus verschiedenen Gründen für das Lokomotionstraining entschieden. Ich empfand die aufrechte und „natürliche" Position als angenehm und entspannend. Ich hatte auch keinerlei Kreislaufbeschwerden durch das Stehen. Außerdem erhoffte ich mir eine Art Rückkopplungseffekt auf die nicht willkürlich steuerbare Muskulatur. Den ersten Versuch auf dem Laufband habe ich dann bei einem weiteren Klinikaufenthalt in der Berufsgenossenschaftlichen Unfallklinik in Duisburg unternommen. Die erste Erfahrung war recht niederschmetternd. Es war mir kaum möglich die einzelnen Bewegungen zu koordinieren. Ich hing in der Haltevorrichtung wie ein „nasser Sack". Der Gurt war äußerst unbequem und schließlich waren nur wenige Minuten Training für mich so anstrengend, dass ich völlig durchschwitzt war und ich danach einige Stunden ruhen musste.

Doch schon nach wenigen Therapieeinheiten auf dem Laufband ging der ganze Vorgang leichter vonstatten. Ich konnte den Oberkörper besser aufrecht halten und das Laufen war bei weitem nicht mehr so anstrengend. Nach und nach konnte ich die Dauer und damit die zurückgelegte Strecke erhöht werden. Nach 4 Wochen musste ich jedoch das Training aufgrund des Endes meines Klinikaufenthaltes abbrechen. Von einer ambulanten Fortsetzung der Laufbandtherapie wurde mir seitens der Ärzte damals abgeraten.

Als ich dann, nunmehr fast 2 Jahre später, auf die Möglichkeit einer ambulanten Therapie in der Nähe meines Wohnortes aufmerksam wurde, beschloss ich, es noch einmal mit dem Laufbandtraining zu versuchen. Seit ca. 9 Monaten nutze ich nun das Laufbandtraining einmal wöchentlich. Auch hier kann ich keine kurzfristigen Erfolge vorweisen. Ich hatte dies aber auch nicht erwartet. Aber in den letzten Monaten habe ich eine gewisse Veränderung bemerkt. Dieses macht sich zunächst recht offensichtlich in der stetigen Zunahme der zurückgelegten Strecke bemerkbar. Über den für mich mittlerweile weitaus einfacheren Ablauf hinaus bemerkte ich eine Erhöhung des Muskeltonus vor allem im Bereich des Gesäßes und eine bessere Ansprechbarkeit der Streckmuskulatur. Ganz deutlich gibt es hier, meines Erachtens, den bereits erwähnten Rückkopplungseffekt auf die nicht oder kaum willkürlich steuerbare Muskulatur. Auch wenn das Lokomotionstraining in meinem Fall sicher nicht ein normales Laufen ermöglichen wird, so trägt es doch zu der stetigen Verbesserung meiner Situation, so auch für das Gehen mit einer Orthese, bei.

Wichtig ist nach meiner Meinung die Laufbandtherapie nicht als Ersatz für konventionelle Krankengymnastik zu verstehen, sondern als Ergänzung. Mir ist dabei das Aufrechterhalten der bereits wieder auftrainierten Muskulatur wichtig, um auch eventuelle neue Möglichkeiten in der Zukunft nutzen zu können. Auch aus diesem

Grunde möchte ich jeden Querschnittgelähmten ermutigen, es mit dieser Therapieform zu versuchen. Aus persönlicher positiver Erfahrung halte ich es für ausgesprochen wichtig, so viele Impulse wie möglich in das verletzte Rückenmark zu geben. Nur so ist es möglich, das verbliebene Potenzial optimal zu nutzen. Dies kann nach meiner Erfahrung auch durch das Laufbandtraining erreicht werden. Ob man sich dann langfristig für diese Therapieform entscheidet, muss jeder für sich selbst herausfinden. Einen Versuch ist es aber gewiss wert."

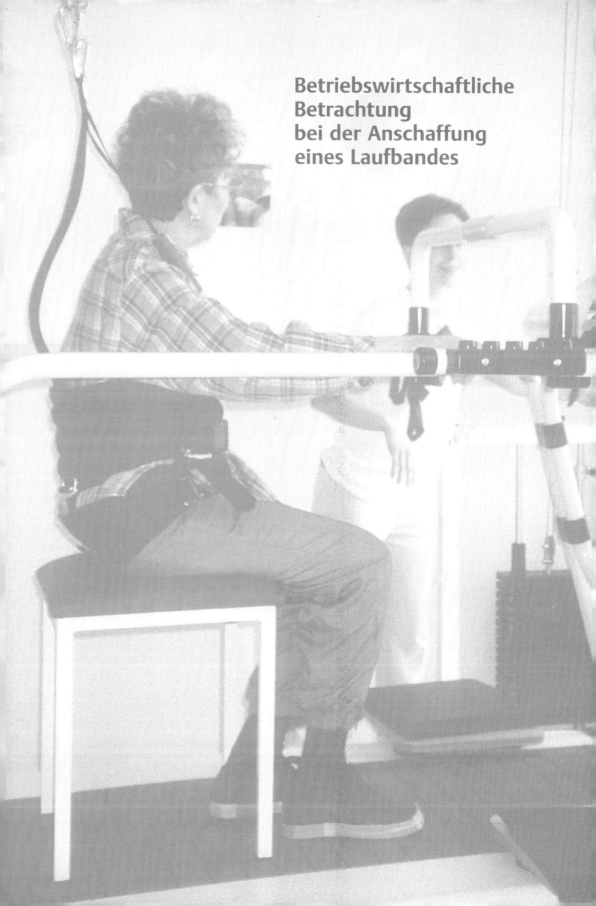

Betriebswirtschaftliche
Betrachtung
bei der Anschaffung
eines Laufbandes

10   Betriebswirtschaftliche Betrachtung bei der Anschaffung eines Laufbandes

Rückblickend kann ich sagen, dass ich das Laufband aus kurz- und mittelfristigen betriebswirtschaftlichen Erwägungen nicht noch einmal kaufen würde. Es war das teuerste Gerät in der Praxis und es benötigte sehr viel Aufwand in jeder Hinsicht. Langfristig gesehen, war es aber *eine der besten Investitionen in meine berufliche Zukunft.*

Der Start war nicht leicht. Das war mir von Anfang an klar. Alle Mitarbeiter mussten sich intensiv fortbilden. Wir sind in verschiedene Kliniken gefahren, in denen die Laufbandtherapie schon länger durchgeführt wird und die auch eigene Studien mit dem Laufband machen.

Danach begann ich mit Literaturrecherchen. Ich habe alle Studien gelesen, die ich über die Laufbandtherapie finden konnte. Schließlich habe ich ein eigenes Fortbildungskonzept für Kolleginnen und Kollegen erstellt.

Eine große Aufgabe war es, die Laufbandtherapie regional bekannt zu machen, sowohl bei den Ärzten, als auch bei den Betroffenen.

Dafür habe ich die Hilfe einer Marketing-Fachfrau genutzt. Sie empfahl mir folgende Maßnahmen, die ich dann auch umsetzte:
– Ich führte eine Pressekonferenz durch,
– schrieb Rundbriefe an Ärzte,
– publizierte Artikel, die sich an Patienten richteten, in Zeitschriften.

All dies bedeutet einen großen Einsatz von Zeit und Geld, der, falls Sie es auch ausprobieren wollen, sicher individuell sehr verschieden ausfallen wird.

Aus therapeutischer Sicht und aus langfristigen wirtschaftlichen Gründen ist das Laufband heute ein Gewinn für meine Praxis. Ich konnte eine Therapie anbieten, die es ambulant regional sonst nicht gab, die aber einige Patienten aus ihrer Rehabilitationsklinik bereits kannten und weiter benötigten. So hatte diese Therapie einen guten Werbeeffekt für meine damals neu gegründete Praxis.

Weiter Vorteile waren:
– Die Laufbandtherapie bot mir die einen relativ einfachen Einstieg, wissenschaftliche Betrachtungen anzustellen.
– Ohne die Laufbandtherapie hätte ich nie eine eigene Studie gewagt und damit nicht die Freude an wissenschaftlicher Arbeit entdeckt.
– Mir und meinen Mitarbeitern macht diese Therapie sehr viel Freude, weil sie eine große Abwechslung darstellt und auch großen persönlichen Erfolg bringt. Durch dieses Angebot in meiner Praxis konnte ich fachlich sehr gute Mitarbeiter gewinnen und auch halten.

So soll in meine Kosten-Nutzen-Anlayse nicht nur die rein betriebswirtschaftliche Betrachtung einfließen, sondern auch die therapeutische Sichtweise: Das Einführen der Laufbandtherapie war unter der folgenden Fragestellung eine sinnvolle Investition in die Zukunft: Wie kann ich schneller und effektiver (bei den dafür geeigneten Patienten) therapieren?

Meine heutige Antwort: Durch die Kombination von Laufbandtherapie und („normale") Physiotherapie.

Meine Kosten-Nutzen-Rechnung

- Dem Anschaffungspreis von 25 000,- DM stehen Einnahmen von 8,15 DM zusätzlich pro Therapieeinheit gegenüber.
- 8,15 DM: Das ist der Betrag, den wir z. Z. von den Krankenkassen für das Abrechnen der Extension (Gewichtsentlastung) bekommen.
- Gehe ich von 240 Werktagen pro Jahr aus, an denen pro Tag durchschnittlich 1-3 Patienten auf dem Laufband behandelt werden, benötige ich ca. 6,4 Jahre, um den Anschaffungspreis (gerechnet ohne Zinsen und weitere Kosten) zu erwirtschaften.

Überlegungen vor der Investition

- Bei einer Investition in Höhe von ca. 25 000,- DM sollte man überlegen, ob man für das vorhandene Geld anderweitig eine bessere Rendite erzielen könnte.
- Hat man das Geld für diese Investition nicht, sind Kreditkosten bei der Gesamtbetrachtung zu berücksichtigen.
- Bedenken muss man auch, dass neben den Kreditkosten weitere Kosten entstehen, z. B. für Fortbildung und Werbung.
- Klar muss man sich auch über die Auslastung des neuen Therapieangebotes werden. Stellt man dafür extra Mitarbeiter bereit, entstehen neben den Kosten für das Laufband die Lohnkosten. Stellt man keine Mitarbeiter bereit, sondern plant die Laufbandtherapie im Rahmen der anderen Therapien ein, hat man eventuell keine Kapazitäten bei Anfragen nach der Laufbandtherapie frei.

Mit 1–3 Patienten am Tag ist das Laufband selbstverständlich noch nicht ausgelastet.

Mein Fazit

Bei ausschließlich wirtschaftlicher Betrachtung rechnet sich die Anschaffung eines Laufbandes für eine Praxis in der Regel nicht.

Die Bedeutung als Werbeträger ist enorm und muss individuell gewichtet werden.

Auch für Kliniken oder ambulante Rehabilitationseinrichtungen gilt der Vorteil des Werbeeffekts.

Volkswirtschaftlich gesehen trägt die Laufbandtherapie insgesamt zur Kostendämpfung bei. Weniger Pflegeaufwand und die Wiederherstellung der Arbeitfähigkeit sind volkswirtschaftlich von größter Bedeutung.

Studien, die den volkswirtschaftlichen Nutzen dieser Therapie prüfen, sollten durchgeführt werden.

Alle Therapeuten, Berufsverbände und Kostenträger sollten auf eine adäquate Vergütung dieser Therapie hinarbeiten. Die Patienten wären glücklich darüber.

Anhang

Diese Fotoserie zeigt den Ablauf der Laufbandtherapie bei einem Patienten mit Zustand nach Schädelhirntrauma

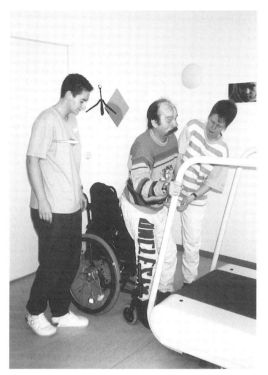
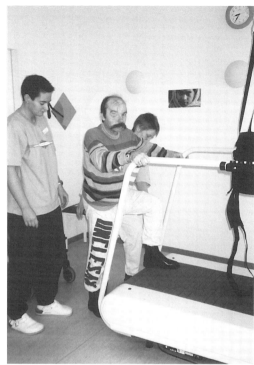
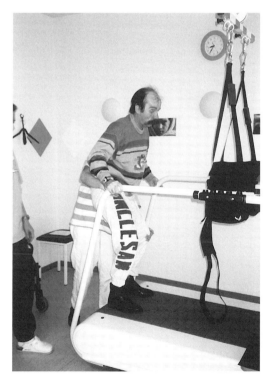
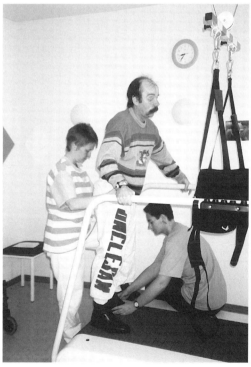

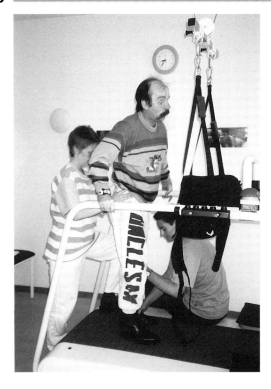
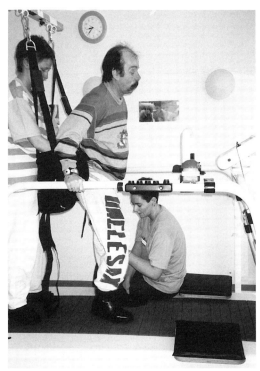
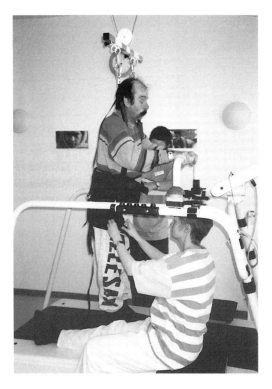
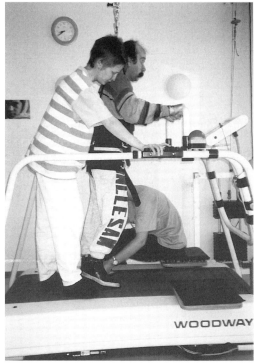

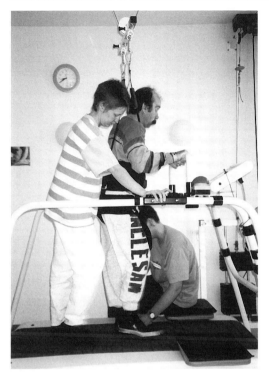
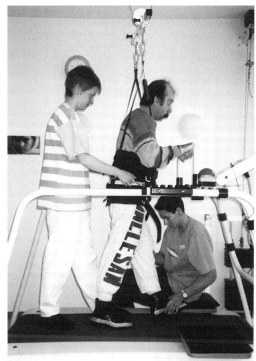
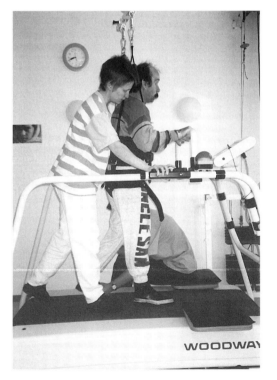
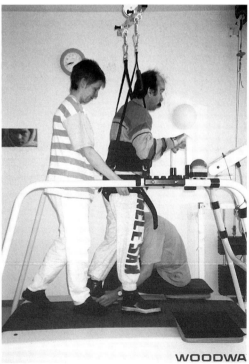

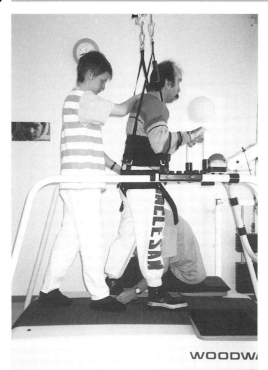
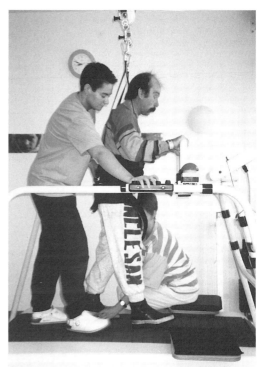
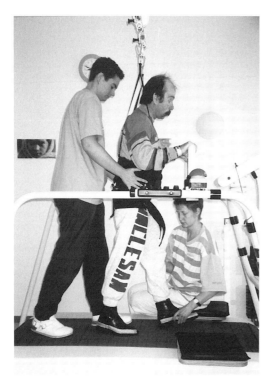
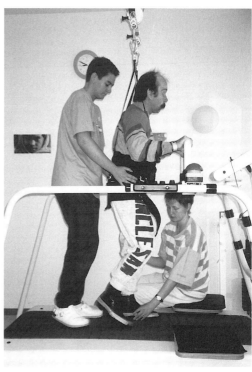

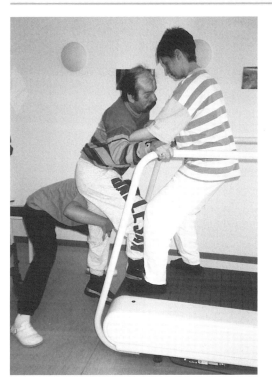 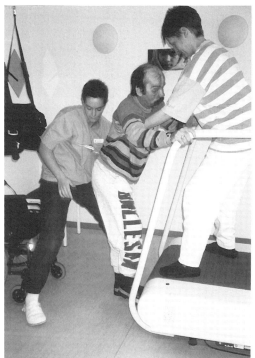

10   Literatur

1. Abel NA, Smith RA. Intrathecal Baclofen for Treatment of Intractable Spinal Spasticity. Arch Phys. Med. Rehabil. 1994,75:54–58.
2. Anderson P. Spinal Cord Drug a Major Advancement. Ontario Med. 1993;12:1–38.
3. Arsenault AB, Winter DA, Marteniuk R.G. Fortbewegung auf dem Laufband versus Gehweg- eine EMG-Studie. Ergonomics. 1986;29(5):665–76.
4. Asrayan EA. The effect of use and disuse on the morphology and function of spinal neurones. In Gutmann E, Hnik P (Eds.). The effects of use and disuse on neuromuscular functions. Czecholovak. Acad. Sci. Praha. 1963:p213–218.
5. Barbeau H, Rossignol S. Enhancement of Locomotor recovery following spinal cord injury. McGill University and University of Montreal. Montreal, Quebec, Canada. Current Opinion in Neurology. 1994;7: 517–524.
6. Barde YA. Trophic Factors and Neuronal Survival. J Neuron. 1989:1525–1534.
7. Beckers D, Deckers J. Ganganalyse und Gangschulung. Heidelberg: Springer Verlag; 1997.
8. Beckmann C, Klein-Neuhold M. Physiotherapie bei Querschnittlähmung. Stuttgart: Thieme-Verlag; 2000.
9. Bohannon RW. Tilt Table standing for reducing spasticity after spinal cord injury. Arch Phys. Med. Rehabil. 1993;74:1121–1122.
10. Bregmann BS, Bernstein-Goral H. Both Regenerating and Late-Developing Pathways Contribute to Transplant-Induced Anatomical Plasticity after spinal cord lesions at Birth. Exp. Neurol. 1991;112: 49–63.
11. Bregmann BS. Kunkel-Bagdan E, Reier PJ, Dai HN, McAtee M, Gao D. Recovery of function after spinal cord injury: Mechanisms underlying Transplant-Mediated recovery of function differ after spinal cord injury in Newborn and adult rats. Exp. Neurol. 1993;123: 3–16.
12. Close JRE. Motor Function in the Lower Extremity. Springfield III: CC Thomas; 1964.
13. Corsten RN, Johnson F, Godwin-Austen RB. The Assessment of Drug Treatment of Spastic Gait. J. Neurol. Neurosurg Psychiatry. 1981;44:1–5.
14. Cotta H, Heipitz W, Hüter-Becker A, Rompe G. Neurologie. Band 9. 2. Auflage., Stuttgart: Thieme-Verlag; 1988.
15. Davidoff RA. Antispasticity Drugs: Mechanisms of Action. Ann Neurol. 1985;17:107–116.
16. Davis AM, Lumsden A. Ontogeny of the Somatosensory System: Origins and Early Development of Primary Sensory Neurons. Ann Rev Neurosi. 1990;13: 61–73.
17. Debrunner HU, Mäder GE. Orthop. 1972;110:549–555.
18. Dettmers C, Rijnjes M, Weiller C. Funktionelle Bildgebung und Physiotherapie. Bad Honnef: Hippocampus Verlag; 1998.
19. Diamond J, Holmes M, Coughlin M. Endogenous NGF and Nerve Impulses Regulate the Collateral Sprouting of Sensory Axons in the Skin of Adult Rat. J. Neurosci. 1992;12:1454–1466.
20. Dietz V, Colombo G, Jensen L. Locomotor activity in spinal man. Lancet. Nov. 1994;344:1260–63.
21. Eidelberg et al. Stepping in chronic spinal cats. Exp. Brain Res. 1980;40:238–244.
22. Eidelberg et al. Stepping in chronic spinal cats. Exp. Brain Res. 1980;40:241–246.
23. Freivogel S. Motorische Rehabilitation nach Schädelhirntrauma. München: Pflaum Verlag; 1997.
24. Fung J, Barbeau H. The Effects of Conditioning Musculo- Cutaneous Stimulation on the Soleus H- Reflex During Walking in Spastic Paretic Subjects. Soc. Neurosci Abstr. 1991;16:1262.
25. Giuliani CA, Smith JL. Development and characteristics of airstepping in chronic spinal cats. J. Neurosci. 1985;5:1276–1282.
26. Hauptmann B. In: Neurologische Rehabilitation von Hummelsheim: Rehabilitation bei Querschnittlähmung. Berlin: Springer Verlag; 1998.
27. Hesse S, Bertelt C, Schaffrin A, Malezic M, Mauritz K-H. Restoration of Gait in Non Ambulatory Hemiparetic Patients by Treadmill Training with Partial Body Weight Support. Arch Phys Med Rehabil. Vol 75. Oct. 1994:1087–1093.
28. Hesse S. Laufbandtherapie mit partieller Körpergewichtsentlastung zur Wiederherstellung der Gehfähigkeit hemiparetischer Patienten. Neurol. Rehabil. 4/1998:113–118.
29. Hesse S, Frankenberg Sv, Schaffrin A, Uhlenbrock D. Laufband mit partieller Körpergewichtsentlastung und Gangtrainer: Moderne Ansätze in der Behandlung von Gangstörungen. Physiotherapie 6/2000: p972–978.
30. Hesse S, Bardeleben A, Uhlenbrock D, Werner C, Brandl-Hesse B. Neue Therapiestrategien in der motorischen Rehabilitation. Fortschritte in der Neurotraumatologie. 1999;3:223–228.
31. Hesse S, Sonntag D, Bardeleben A, Kädling M, Roggenbruck C, Conradi E. Das Gehen von Patienten mit voll belastbaren künstlichen Hüftgelenk auf dem Laufband mit partieller Körpergewichtsentlastung im Kreuzgang und hilfsmittelfrei. Orthopädie. 1991;7:265–272.
32. Hesse S, Brandl-Hesse B. Gangrehabilitation hemiparetischer Patienten…und mögliche Ansätze in der Behandlung von CP-Kindern.Kinderärztliche Praxis Juni 2000;4:27–232.
33. Howland DR, Bregmann BS, Tessler A, Goldberger ME. Development of Weight Support, Balance and

Interlimb Coordination in Normal, Spinal and Spinal + Transplant Cats. Soc Neurosci Abstr. 1994;20:1706.

34. Hummelsheim H. Neurologische Rehabilitation. Heidelberg: Springer Verlag; 1998.

35. Hüter-Becker A, Heipertz W, Schewe H. Lehrbuchreihe Physiotherapie. Band 11. Neurologie. Stuttgart: Thieme Verlag; 1998.

36. Iwashita Y, Kawaguchi S, Murata M. Restauration of Function by Replacement of Spinal Cord Segments in the Rat. Nature. 1994;367:167–170.

37. Jasper-Seeländer J, Einfluss einer Kombination von Laufbandtherapie und konservativer Krankengymnastik auf qualitative und quantitative Merkmale der Gehfähigkeit bei ambulatorischen Hemiplegiepatienten – 2 Einzelfallstudien. Physiotherapie. 6/2000:979–992.

38. Kaiser K. Das Lokomotionstraining auf dem Laufband bei querschnittgelähmten Patienten – Grundlagen und die Beziehung zu PNF. Physiotherapie 9/1998:1512–17.

39. Keller W, Wiskott A, Betke K, Künzer W, Schaub J. Lehrbuch der Kinderheilkunde. 6. Aufl. Stuttgart: Thieme Verlag; 1991.

40. Kern H. Funktionelle Elektrostimulation Paraplegischer Patienten. Österreichische Zeitschrift für Physikalische Medizin. 5. Jahrgang. 1995;1: Suppl.

41. Klein-Vogelbach S. Funktionelle Bewegungslehre. 4. Auflage. Heidelberg: Springer Verlag; 1990.

42. Klein-Vogelbach S. Gangschulung zur Funktionellen Bewegungslehre. Heidelberg: Springer Verlag; 1995.

43. Latash ML, Penn RD, Colcos DM, Gottlieb GL. Effects of Intrathecal Baclofen on Voluntary Motor Control in Spastic Paresis. J. Neurosurg.1990; 72:388–392.

44. Laufens G, Poltz W, Reimann G, Schmiegelt F, Stemski F. Laufband- und Vojta- Physiotherapiean ausgewählten MS- Patienten – Ein Vergleich der Soforteffekte. Phys. Rehab. Kur Med. 1998;8:147.

45. Laufens G, Poltz W, Prinz E, Reimann G, Schmiegelt F. Verbesserung der Lokomotion durch kombinierte Laufband-/ Vojta- Physiotherapie bei ausgewählten MS- Patienten. Phys. Rehab Kur Med. 9/1999:187–189.

46. Laufens G, Reimann G, Poltz W, Schmiegelt F. Behandlungserfolge und Bedingungen der Vojta- Therapie bei MS- Patienten. Physiotherapie. 4/1996:518–532.

47. Laufens G, Poltz W, Jügelt E, Prinz E, Reimann G, van Slabbe T. Motorische Verbesserungen durch Vojta-Physiotherapie bei Patienten mit MS und der Einfluss der Behandlungspositionen. Physikalische Medizin. 4/1995:115–119.

48. Lewis KS, Mueller WM. Intrathecal Baclofen for Severe Spasticity Secondary to Spinal Injury. Ann Pharmacother. 1993;27:767–774.

49. Loubser PG, Naryan RK, Sandin KJ, Donovan WH,

Russell KD. Continuous Infusion of Intrahecal Baclofen: Long- Term Effects on Spasticity in Spinal Cord Injury. Paraplegia. 1991;29:48–64.

50. Lovely RG, Gregor RJ, Roy RR, Edgerton VR. Effects of Training on the Recovery of Full- Weight- Bearing Stepping in the Adult Spinal Cat. Exp. Neurology. 1986;92:421–435.

51. Mauritz KH. Rehabilitation nach Schlaganfall. Verlag W. Kohlhammer; 1994.

52. Menzhausen C. Vergleich der Wirksamkeit der Laufbandtherapie mit partieller Gewichtsentlastung mit Krankengymnastik bei nicht gehfähigen Patienten mit Hemiparese. Inaugural-Dissertation an der Freien Universität Berlin promoviert am 18.12.1998.

53. Meythaler JM, Steers WD, Tuel SM, Cross LL, Haworth CS. Continuous Intrathecal Baclofen in Spinal Cord Spasticity – A Prospective Study. Am J Phys Med Rehabil. 1992;71:321–327.

54. Perry J. Gait analysis. Slack Incorporated;1992.

55. Rabischong. aus Pressemitteilungen.

56. Schauer M, Steingruber W, Mauritz KH. Die Wirkung von Musik auf die Symmetrie des Gehens von Schlaganfallpatienten auf dem Laufband. Biomedizinische Technik. Band 41. 1996;10: p291–296.

57. Scheidtmann K, Brunner H, Müller F, Weinandy-Trapp M, Wulf D, Koenig E. Sequenzeffekte in der Laufbandtherapie. Neurol Rehabil. 1999;5 (4):198–202.

58. Schwarzbach B. Nachteile eines geschlossenen Therapiekonzeptes. Physiotherapie. 2000;11:1909.

59. Smith JL et al. Locomotion in exercised and nonexercised cats cordotomized at two or twelve weeks of age. Exp. Neurol. 1982;76:393–413 .

60. Visitin M, Barbeau H, Korner-Bitensky N, Mayo NE. A new approach to retrain gait in stroke patients through body support and treadmill stimulation. Stroke. 1998;29:p1122–1128.

61. Vojta V. Die zerebralen Bewegungsstörungen im Säuglingsalter. Frühdiagnose und Frühtherapie. 6. überarbeitete Auflage. Stuttgart:Hippokrates Verlag; 2000.

62. Vojta V, Peters A. Das Vojta-Prinzip. Heidelberg: Springer Verlag; 1992.

63. Waters et al. Gait performance after spinal cord injury. Clin. Orthop. 1992.

64. Wernig A, Müller S. Die Lokomotionstherapie am Laufband bei Querschnittlähmung- Ergebnisse einer fünfjährigen Studie. Neurologische Rehabilitation. 1995;1:6–16.

65. Wernig A, Nanassy A, Müller S. Lokomotionstherapie am Laufband bei Para- und Tetraplegikern: Eine Nachuntersuchung. Neurol. Rehabil. 1999;5 (6):321–327.

66. Yakura J, Waters et al. Changesin Ambulation Parameters in SCI Individuals Following Rehabilitation. Paraplegia. 1990:28–364.

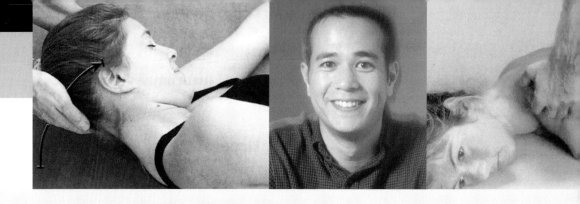

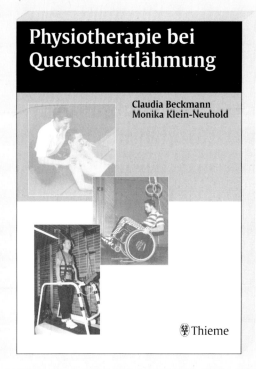

Physiotherapie bei Querschnittlähmung

Beckmann/Klein-Neuhold

2000. 208 S., 180 Abb., kart.
DM 79,–   ISBN 3 13 126251 6

Das Buch beschreibt die motorisch-funktionelle Rehabilitation Querschnitt-gelähmter.

Sie lernen die Therapie **von der Akutphase bis zur Spätphase kennen** – aufgeteilt nach Läsionshöhen (Para- und Tetraplegie). Die Autorinnen gehen dabei auch auf die aktuellen noch in Diskussion stehenden Methoden wie **Laufbandtherapie und Elektrostimulation** ein.

Sie erfahren alles über die relevanten Hilfsmittel für Patienten (Rollstühle, Elektro-Rollstühle) und deren Handhabung.

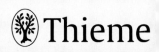